女性患者さんを診る

―少女期〜妊娠期〜高齢期までの歯科医療のかんどころ―

監著 滝川雅之

著 松村誠士・山本道代・河野亜矢・大森一弘

クインテッセンス出版株式会社　2016

Tokyo, Berlin, Chicago, London, Paris, Barcelona, Istanbul, Milano, São Paulo, Moscow, Prague, Warsaw, Delhi, Bucharest, and Singapore

クインテッセンス出版の書籍・雑誌は,歯学書専用通販サイト『歯学書.COM』にてご購入いただけます.

PC からのアクセスは…

歯学書 検索

携帯電話からのアクセスは…

QR コードからモバイルサイトへ

はじめに
～女性のライフステージとデンタル・ヘルスケア～

　女性の一生は，少女から多感な思春期を経て大人へと成長・変化する心身の状況，ならびに就学・就職などの社会的な環境変化によって，何段階かのライフステージに分けることができます．う蝕や歯周病，歯列不正，顎関節症などの口腔疾患に関しても，それぞれのライフステージごとに女性特有の問題があり，歯科医療従事者としてそれらに適切に対処することが，つぎのライフステージでの口腔の健康づくり，すなわち"女性患者のための歯科医療（Oral Health Care for Female Patients）"に貢献できると考えられます．

　とりわけ，女性は子どもを産み育てる性であり，妊娠期においてはダイナミックな身体の変化に加え，口腔内にも妊娠性歯肉炎やエプーリスの発症など，顕著な変化が出現することが知られています．また，出産後の多忙な育児期においても，口腔清掃がおろそかとなりがちで，う蝕や歯周病が進行するリスクが高まります．さらに，その後の中年期においては，更年期障害による心身の変調，唾液分泌低下，婦人科疾患ならびに薬剤の服用などの要因が重なり，男性以上に口腔内へもさまざまな影響が及ぼされます．

　また，日本人女性の平均寿命は世界でも高いレベルであり，私たち歯科医療従事者が女性のライフステージごとの適切な口腔ケアに継続して関与することで，老年期・長寿期における女性の健康寿命を延ばし，QOLの向上に貢献することが可能となります．

　しかしながら，これまで「女性」に限定した歯科医療について書かれた書籍は，妊産婦に関するものなどがある程度で，大半は男女を合わせた一般患者を対象として，各種の歯科疾患について解説されているのが現状です．そこで本書では，「女性患者を対象とした歯科医療」という観点から，ライフステージ別に女性の心身の特徴ならびに女性特有の疾患などについてピックアップし，それらを踏まえたうえで，女性患者の歯科治療を行う際に留意すべきポイントについて可能なかぎり症例も交えて具体的にまとめてみました．

　ただし，筆者は男性であり，本当に女性のことが理解できているかと言えば，正直なところ「自信がない」と言わざるを得ません．そこで，執筆者のなかに結婚，妊娠・出産，育児と歯科診療を両立して，活躍されている女性歯科医師の先生方に加わっていただき，女性の立場ならびに女性患者の視点に立った場合の意見も述べてもらいました．

　本書が，複雑かつ繊細な女性心理をうまく捉え，さらに，ライフステージごとの身体的ならびに心理的な特徴も理解したうえで，読者の歯科医師，歯科衛生士の先生方がスムーズに女性患者の歯科医療を行うことができるための一助として活用していただければ幸いです．

　最後になりましたが，分担執筆を快くお引き受けいただきました諸先生方，ならびにクインテッセンス出版株式会社の北峯康充社長と本書の企画から発刊までねばり強く筆者たちを支援していただいた第2書籍編集部の大塚康臣氏に心より感謝申し上げます．また，本書を執筆するに際して，臨床の場を支えてくれたスタッフ，家族，そして，とくにご指導と励ましをいただいた三宅医院初代院長の三宅 馨先生に厚く御礼を申し上げます．

2016年10月

著者代表・医療法人緑風会 ハロー歯科
滝川雅之

はじめに ──────────────── 3

序章

女性のライフステージとホルモン動態の変化（滝川雅之）── 7
1. 女性の一生 ──────────── 8
2. 性ホルモン ──────────── 9
3. エストロゲン ──────────── 10
4. プロゲステロン ──────────── 11

第1章

小児期から少女期（松村誠士）──────── 13
1. 小児期の分類 ──────────── 14
2. 新生児期から幼児期 ──────────── 14
3. 幼児期の歯科診療 ──────────── 17
4. 少女期 ──────────── 17
5. 4歳女児の口腔管理と審美的治療 ──────────── 18

第2章

思春期（河野亜矢）──────────── 21
1. 少女期から成人期への移行期 ──────────── 22
2. 女性ホルモンの影響 ──────────── 22
3. 全般的な思春期における歯周病対策 ──────────── 24
4. 思春期のタイミングの違いと歯科治療 ──────────── 24
5. 個人間における骨格成長のタイミングの違い ──────────── 26
6. 乳歯列から永久歯列への
   交換時期の違いと側方拡大 ──────────── 31
7. 思春期女性と顎関節症 ──────────── 36
8. 思春期女性と喫煙 ──────────── 40
9. 思春期の病気や心の問題 ──────────── 42
10. 女性である自分へのエール ──────────── 44

第3章 成熟期（滝川雅之／大森一弘） —— 47

1. 成熟期 —— 48
2. 妊娠期の歯科治療 —— 49
3. 妊娠期に発症リスクの高まる口腔内疾患 —— 53
4. 妊娠時の歯科治療の留意点 —— 57
5. つわりについて —— 59
6. 妊婦に対する適切な歯周治療 —— 63
7. 妊娠期の歯周病と早産・低体重児出産との関連 —— 65
8. 妊娠性エプーリスに対する治療 —— 72
9. 妊婦の免疫学的特徴 —— 75
10. 歯科治療時に留意すべき妊婦の合併症 —— 78
11. 妊婦と糖尿病 —— 79
12. 産褥期の女性の歯科医療 —— 83
13. 産褥期の心理的変化 —— 86

第4章 中年期（滝川雅之／大森一弘） —— 91

1. 中年期 —— 92
2. 中年期の心理的側面 —— 92
3. 更年期障害 —— 94
4. 中年女性のメタボリックシンドローム —— 94
5. 中年女性と高血圧 —— 96
6. 中年女性と心疾患 —— 97
7. 中年女性と糖尿病 —— 97

第5章

老年期・長寿期 (山本道代) ─── 107
1. 超高齢者の医療は女性の医療 ─── 108
2. 日本人の死亡順位 ─── 108
3. 老年期・長寿期 ─── 108
4. 有病者の歯科医療 ─── 109
5. 長寿期患者の歯科医療 ─── 120
6. 超高齢化社会における歯科医療のあり方 ─── 127

索引 ─── 129

監著者略歴・著者略歴 ─── 135

コラム1	よく噛めない子どもたち	12
コラム2	「ポカン口」の子どもたち	20
コラム3	思春期の多忙な子どもたち	46
コラム4	妊産婦に対する禁煙支援のポイント	90
コラム5	訪問診療で思うこと	128
コラム6	毎日の生活を楽しんでいる女性たち	128

装丁：サン美術印刷株式会社
イラスト：飛田 敏／山川宗夫

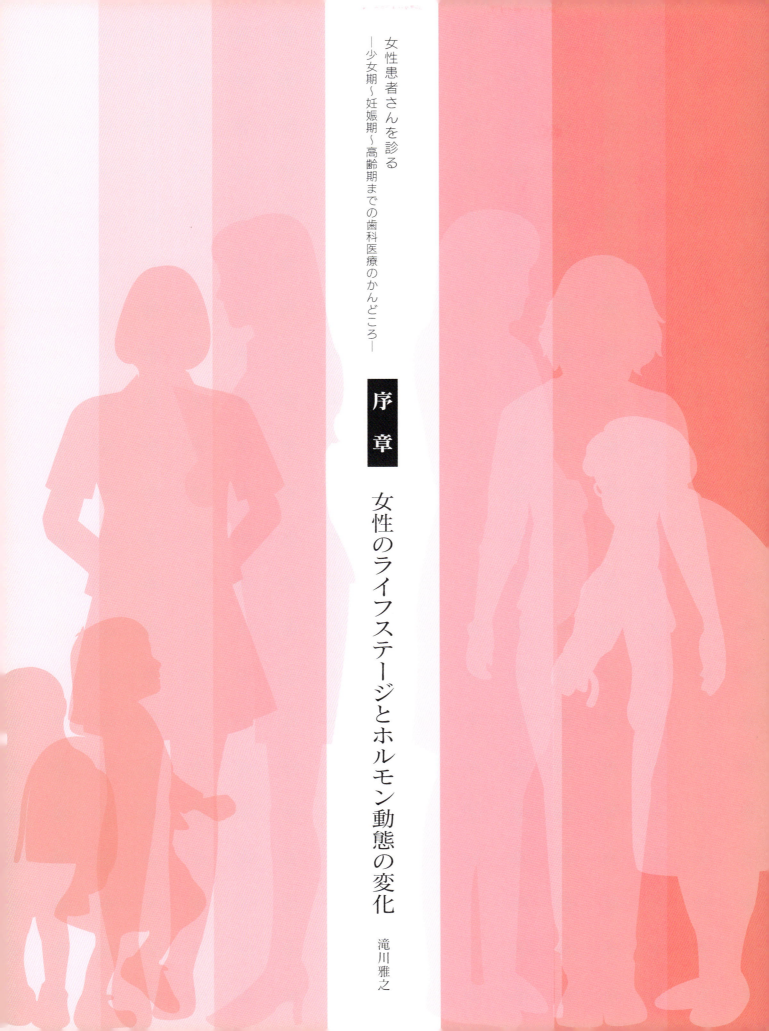

女性患者さんを診る
—少女期〜妊娠期〜高齢期までの歯科医療のかんどころ—

序章

女性のライフステージとホルモン動態の変化

滝川雅之

序　章

1. 女性の一生

女性の一生は，年齢ならびに性機能の面から，胎生期，小児期，思春期，成熟期，更年期，老年期さらに長寿期に分類できます．図1に示したように，女性はエストロゲン（E：estrogen），プロゲステロン（P：progesterone），性腺刺激ホルモン放出ホルモン（GnRH：gonadotropin releasing hormone），黄体形成ホルモン（LH：luteinizing hormone），卵胞刺激ホルモン（FSH：follicle stimulating hormone）などの作用によって，特有のライフサイクルを確立しています[1,2]．

これら性ホルモンの特徴ならびに分泌の動態を理解することは，女性の心身の特徴を知るうえでの重要ポイントです．したがって，本章では，女性ホルモンとしてよく知られているエストロゲンとプロゲ

	小児期	思春期
身体・精神的変化など	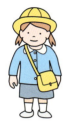 男児・女児共通の発育，遊びや嗜好における男女差，自己認識 発育不全，早初性月経，性同一性障害 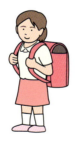	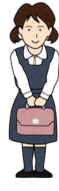 初潮，体型の変化，不安定な性周期，自我の萌芽，性行為と避妊，ダイエット，摂食障害，自傷行為，性同一性障害，ストーカー被害，不登校・ひきこもり
主な歯科疾患	歯の先天欠如・形成不全，先天的奇形（唇顎口蓋裂），哺乳瓶う蝕，乳歯う蝕，外傷，小帯付着異常	歯列不正，思春期性歯肉炎，侵襲性歯周炎，スポーツによる歯の外傷，う蝕，歯髄炎・根尖性歯周炎，顎関節症，審美障害

図1　女性のライフステージにおける心身の変化と主な歯科疾患（参考文献1，2より引用改変）．

女性のライフステージとホルモン動態の変化

ステロンの特徴を中心に，各種の性ホルモンについて説明していきます．

2．性ホルモン[1]

エストロゲン（卵胞ホルモン）とプロゲステロン（黄体ホルモン）は女性ホルモン，アンドロゲンは男性ホルモンと総称され，これらはともにコレステロールから誘導されるステロイドホルモンです．

女性ホルモンは女性の二次性徴や月経に関与し，その機能から男性ホルモンとはまったく異なる化学物質と思われがちですが，実際はきわめて類似した構造式をもつ物質です．

すなわち，女性ホルモンの生合成過程では，男性ホルモンのテストステロン（アンドロゲン）が変換されてエストロゲンが生成されていて，細胞はこのごくわずかな違いを認識して機能を発現しているのです．

成熟期	中年期・老年期・長寿期
性周期の確立と安定，ライフスタイルと結婚，妊娠・出産，育児，乳癌・子宮癌，子宮筋腫，不妊，高齢出産，マタニティーブルーズ（maternity blues），育児ノイローゼ	閉経，更年期障害，経年機能障害，介護の日々，熟年離婚，配偶者の死別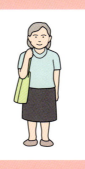骨粗鬆症，認知症，尿失禁，老々介護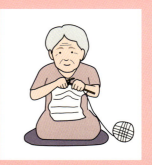
智歯周囲炎，慢性歯周炎，口臭，審美障害，妊娠性歯肉炎，妊娠性エプーリス	唾液分泌の低下・ドライマウス，根面う蝕の多発，慢性歯周炎，インプラント周囲炎，咀嚼嚥下機能の低下，口腔機能の低下・誤嚥性肺炎

序　章

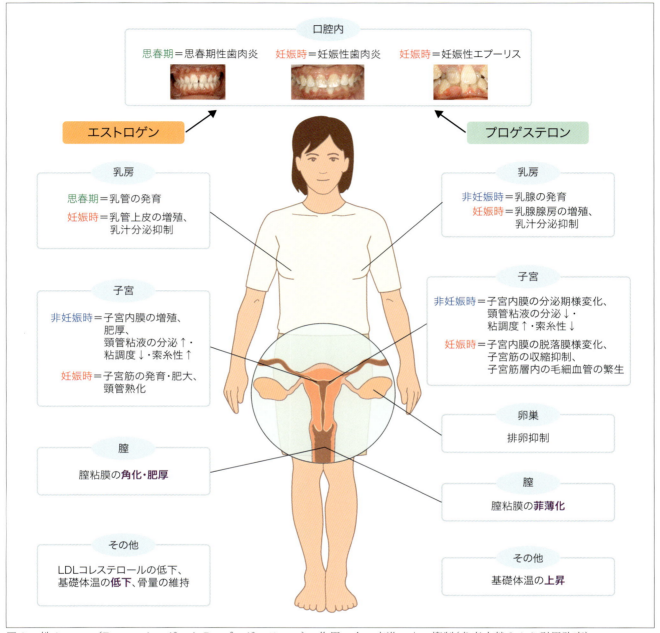

図2　性ホルモン（E：エストロゲンとP：プロゲステロン）の作用．↑＝亢進，↓＝抑制（参考文献3より引用改変）．

3．エストロゲン

エストロゲンは，エストロン（E_1），エストラジオール（E_2），エストリオール（E_3）の総称です．エストロゲンは卵胞を取り巻く内卵胞膜細胞で前駆体が形成され，顆粒層細胞により変換されて産生されます．

エストロゲンには，つぎのような女性生殖器への作用のみならず，身体の健康維持のためのさまざまな機能があります（図2）．
①卵胞の成熟に関与する．
②子宮粘膜に作用し，着床の準備を整える．
③血中コレステロールを低下させ，備蓄し，子宮を保護する．

④脂質代謝を活性化し，脂質の吸収を促進する(このため女性は思春期以降脂肪質の丸みを帯びた体形になりますが，一方，思春期女性の「痩せ願望」を増幅させる原因のひとつとも考えられます).
⑤骨細胞に対して抑制的に作用するため，女性の身長の伸びを停止させる機能がある(骨密度は男女とも思春期後期にほぼ最大値に近い値をとりますが[4]，この最大骨量の到達時期が10代後半に存在するため，骨粗鬆症予防の見地からも，思春期の生活・食習慣指導が重要となります．骨密度の増加のピークは，下顎骨体長，身長のピークより約2年遅れ，女子では初経の発来後にピークを示すことからも，女性ホルモンの影響を強く受けていると考えられます．またエストロゲンは骨密度のみならず，骨成熟にも深くかかわっています[4].反対に，更年期にエストロゲンの分泌が減少すると，破骨細胞の活性化が高まるため，骨吸収が促進し，骨粗鬆症に陥ることになります).
⑥性的欲求を高める作用がある(個人差も大きく，ホルモンバランスが整っていない思春期はそのコントロールが困難かもしれません).
⑦エストロゲンの減少により，セロトニンの分泌量の減少が起こり，精神的不安定な状態が引き起こされる.

4．プロゲステロン

プロゲステロンは排卵後に，卵巣に残された顆粒層細胞から構成される黄体から分泌されるステロイドホルモンです(図2)．プロゲステロンの機能としては，①子宮粘膜の維持，②子宮筋の収縮抑制，③基礎体温の上昇などがあり，基本的にエストロゲンに対して拮抗的な作用を示します．ただし乳腺に対してはエストロゲンと協調するように作用して乳腺の発育を促進します．

参考文献
1．久米美代子，飯島治之．ウーマンズヘルス女性のライフステージとヘルスケア．東京：医歯薬出版．2007；18-20．
2．石井正敏．女性のためのオーラルケア―女性の口腔の健康―．東京：砂書房；2003，6-7．
3．医療情報科学研究所(編)．病気がみえる Vol.9 婦人科，乳腺外科，女性ホルモン．東京：メディックメディア．2009；8．
4．菅原準二，浅野央男，三谷英夫．反対咬合のコンセンサスを求めて，東京：東京臨床出版．2002；55,205．

序章

コラム1　よく噛めない子どもたち

　かつての「ムシ歯の洪水時代」は過ぎ去り，現在では3歳児でのムシ歯ゼロの割合が81％にまで達しました[1]．その反面で，とくに臨床現場で感じるのが，うまく噛めない子どもたちの増加です．言うまでもなく，よく噛んで食事（栄養）を摂ることは健康に生きるための基盤であり，捕食→咀嚼→嚥下という一連の顎口腔機能が乳幼児期にスムーズに発達することがその原点となります．

　赤ちゃんにとって母親のおっぱいを吸うこと（吸啜）は生きるために必須の行為であるとともに，この吸啜によって顎顔面機能の発達が促進されるため，母乳育児はよく噛める子どもに育成するための根本的なスタートと言えます．また，吸啜によって脳神経系の発達も促進されることが知られています．

　母乳は赤ちゃんにとって栄養学的にはバランスも消化にも良い「完全食」であり，さらにさまざまな免疫物質も多く含まれているため，赤ちゃんを病気から守るうえでも母親からの最高のプレゼントと言えます．

　一方，母親にとって授乳は出産後の子宮の収縮や悪露の排出を促進し，母体の回復を早めるのみならず，乳癌の発症リスクも低下させてくれます．さらに，愛情ホルモンと呼ばれるオキシトシンの分泌を高めるため，赤ちゃんとの絆をさらに深め，育児のストレスを軽減させることにもつながります．母と子のスキンシップによって親子ともに情緒的安定がもたらされます．

　有名な「ペンフィールドのホムンクルス」の模式図でも，手や舌，唇に関連する脳の感覚野ならびに運動野の面積は非常に広くなっており，これらの器官はそれだけ繊細な部分であることを示しています．赤ちゃんは自分の指やおもちゃなどをとにかく口にもってきて舐め回し，唾液だらけとしてしまうのですが，これは脳神経系の発達には非常に重要な行動であると言えます．また，よく噛む子どもを育成するためにも，母乳育児，手遊び，口遊びはしっかりとさせてあげることが必要でしょう．

（医療法人緑風会ハロー歯科：滝川雅之）

参考文献
1. 厚生労働省．健やか親子21 最終評価報告書．周産期から乳幼児期の保健水準について．2013；22．

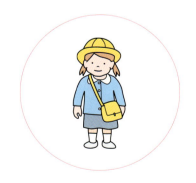
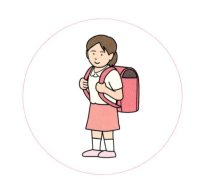

女性患者さんを診る
―少女期〜妊娠期〜高齢期までの歯科医療のかんどころ―

第1章
小児期から少女期

松村誠士

第1章

1. 小児期の分類

小児期の分類は臨床的に新生児期（出生～第2週），乳児期（0～1年），幼児期（1年～6年），学童期（6年～12歳）と分けられますが，本章では新生児期から幼児期（0～4歳頃）と少女期（5歳～12歳頃）に大きく分類し，とくに女児の特徴を中心に男児と比較して述べていきます．

2. 新生児期から幼児期

a．新生児の特徴

呼吸開始と同時に肺循環の完成・循環系の変化，消化機能の発達，排泄の変貌など生理・解剖上の変化が起こります．

出生して歯が生えてくるまでの時期を無歯期といい，口腔内の特徴としては，顎を閉じたとき，上下の前の歯槽堤の部分に隙間（顎間空隙）があいていて，乳首を潰さないようにくわえることができます．また口蓋には吸啜窩と呼ばれる陥凹があり，乳児はこの吸啜窩に乳首を引き込んで固定することで，安定した吸啜を行うことができます．吸啜は顎口腔機能ならびに脳神経系の発達にも関与しています（図1-1）．

b．乳児期の特徴

性ホルモンの影響で男女差が現れますが，乳児期では一般に男児の身長や体重が女児を上回っています．精神機能と運動領域では言語の発達が著しく，生後2～3か月で喃語を発し，生後1年頃から意味のある言葉を発するようになります．

口腔内の特徴は，生後6か月頃から下顎の乳前歯が萌出してきます．この頃に離乳が始まると，は

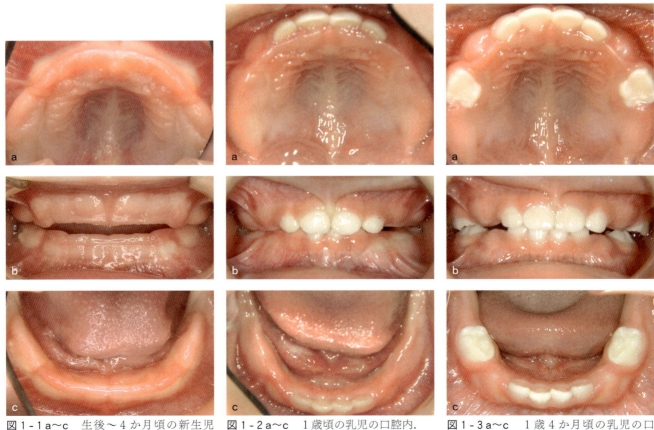

図1-1a～c　生後～4か月頃の新生児の口腔内．a：吸啜窩，b：顎間空隙．
図1-2a～c　1歳頃の乳児の口腔内．
図1-3a～c　1歳4か月頃の乳児の口腔内．

※図1-1～3：写真提供：なかむら小児歯科医院・中村 孝先生のご厚意による．

小児期から少女期

表1-1 月齢と摂食機能の発達．③〜⑧の時期が離乳期．⑨までに咀嚼能力が完成する．

月齢	摂食機能
〜4か月頃	①原始反射による哺乳を行う．
5〜7か月頃	②原始反射が徐々に消失する．
6か月頃（ごっくん期）	③捕食能力（口唇をしっかり閉じて食物を摂り込む）の獲得．スプーンを目で追い，上唇を閉じて摂り込む．口唇をしっかり閉じて，嚥下する（両方の口角にくぼみ）．
7か月頃（もぐもぐ期）	④豆腐程度の固さの食物を舌で口蓋に押しつけて，つぶして嚥下する．
9か月頃（かみかみ期）	⑤舌でつぶせない（バナナ程度）固さのものは片方の歯茎に移動させ咀嚼する．食物の固さに応じてつぶし方を変えることができるようになる．
10か月頃	⑥舌で口のなかの食物を自由に動かせるようになる．
11か月頃	⑦手づかみ食べをする（手の機能の発達）．
12〜15〜18か月頃（ぱくぱく期）	⑧第一乳臼歯が生える（生歯時期は個人差が大きい）．第一乳臼歯が生えることが有形食を咀嚼する基礎的条件．離乳完了期．
22〜36か月頃	⑨第二乳臼歯が生える．

じめに口唇を閉じて飲み込む（嚥下），取り込む（捕食）機能が獲得されます．7〜8か月頃には上顎乳前歯が萌出してきます．下顎の前歯は舌尖の前方の位置を暗示し，上顎前歯が生えると上下の歯がかみ合い，1歳頃には顎間空隙は消失します（図1-2）．舌は下顎の前歯を超えなくなるため，どろどろした食物をスムーズに嚥下することができるようになります．

この時期は，歯の萌出に合わせるように①口唇閉鎖機能を獲得する「ごっくん期（5，6か月頃）」，②舌で押しつぶす動きを獲得する「もぐもぐ期（7，8か月頃）」，③咀嚼の動きを獲得する「かみかみ期（9〜11か月頃）」，④離乳の完了「ぱくぱく期（12〜18か月頃）」に分けられます（表1-1）．

上顎前歯の歯頸部や歯と歯の隣接面には，離乳食として与えた砂糖を含む液体状の飲食物が残留しやすく，清掃が不十分であると白斑状の初期う蝕をつくりやすい時期です．したがって上顎乳前歯が萌出した頃からう蝕予防のための甘味飲料の与え方を工夫することや保護者による歯ブラシ清掃（仕上げ磨き）が必要になります．

1歳4か月頃になると上下顎の第一乳臼歯が萌出してきます．前歯部と臼歯部の咬合関係ができてかみ合わせが安定してきます（図1-3）．その後，2

第1章

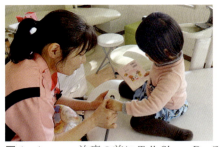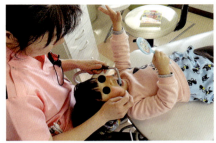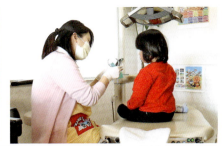

図1-4 a〜c　治療の前にTell Show Doテクニック（小児に歯科治療をわかりやすく説明し「Tell」，鏡をもたせて治療がどのようなものかをみせ「Show」，治療を行い「Do」，より良い受診態度にするために用いられる）.　a|b|c

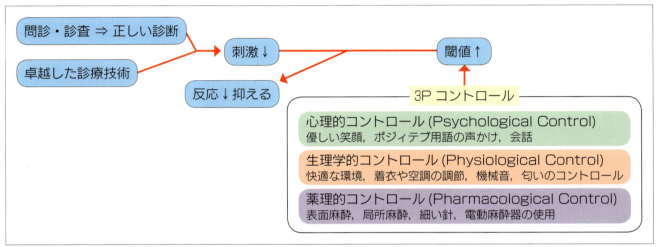

図1-5　3Pコントロール．小児患児のマネージメントは「恐れ」と「痛み」に対するコントロールが重要である（参考文献2より引用改変）.

歳頃までに犬歯が萌出して，2歳6か月から3歳にかけてすべての乳歯が萌出して乳歯咬合が完成します．そして歯で上手に咀嚼することができるようになります．

c．幼児期の特徴

性そのものによる二次的性特徴はまだ十分に分化されない時期ですが，発育と運動能力においては明らかな性差があります．女児の体格は柔らかい感じですが，男児の体格はしっかりし，筋肉質で身長，体重，胸囲の平均値はいずれも男児が上回っています．そのため，力が強く，動きが激しい傾向にあります．

幼児期の発達として1歳半頃から自由歩行ができ，簡単な命令がわかり，絵本が少しわかるようになります．この時期に躾により種々の動作を覚えていき

ます．また2歳頃からやや自由会話に近くなります．

個々の性格は新生児のときから刻々と形成されていきます．人の性格は小児の要求に対して周囲の者がいかに反応するかによって決定されてきます．このような周囲の反応は乳幼児期を通じて，母親の性格に左右されることが大きく，女性らしさの特徴はこのころから刷り込まれるようです．

女児は男児に比べて精神発達が早めで，「おしゃま」とされ，母親の小型版みたいなことが多いようです．女児は母親のすることをよくみていて，何でも自分でやりたがります．男児はミニカーや電車などの遊びに夢中で，興味が生活の自立に向かわず，母親に頼る場合が多い傾向にあります．

また女児は対人志向が強く，男児は対物志向であるといわれます．たとえば，女児は日常生活に近い人形遊びやままごと，きらきらした洋服，アクセサ

リーなどを好み，男児は乗り物やロボットなどのおもちゃで空想的な遊びをしたがり，ベルトや帽子，ヘルメットなどの格好の良い装飾品を好みます．この傾向はかなり幼いときからみられます[1]．

第二次性徴期のような性による分化ほどではないものの，発育，運動能力，嗜好において明らかな性差が展開されていきます．

加えて，女児に対する母親や周囲の人々からの「女の子」という刷り込みが行われており，「女の子」としての動作や動きがみられます．とくに前操作期（2〜7歳）では自己中心的で，アニミズム的思考が顕著です．「私はお姫様」と，お姫様のような服を着るのを好んだり，お花屋さんが好き，あるいはお母さんの真似をしたがるというように女性的な思考がみられます．また歯磨きをすると「歯」がきれいになると直感的思考をするようになります．

3．幼児期の歯科診療

3歳で乳歯萌出が完成します．この頃から乳臼歯咬合面や乳臼歯隣接面のう蝕が増加します．そこで前述した性差の特徴をとらえた言葉がけを行うとスムーズに診療を始められます．

たとえば，女児は母親の性格に似ているところが多いので，母親を介したコミュニケーションを取ることによって女児に安心感を与えることができます．

さらに女児は母親の思いが表れている服を着ていたり，人形などを持参していることが多いので，診療室の入室時に着ている服をほめて「今日はかわいい服を着てきたね・・・」と雰囲気を和らげたうえで，「ムシバイ菌をきれいにお掃除してピカピカの歯にしましょうね」と話しかけます．一方，男児では自動車や組み立て式ロボットなどを持参していることが多いので，たとえば，「かっこいいロボットだね．じゃあムシバイ菌を歯磨きロボットでやっつけて歯をピカピカにしようね」などのような性差に合わせた言葉がけが必要です．

3歳以上になると相手の行為をその意図や動機から理解しようとします．したがって治療は何のため，誰のために行うかの理解を患児から得て，無痛的治療を行うのが前提です．

3歳後半からは「Tell Show Doテクニック」を応用した歯科治療ができるようになります（図1-4）が，歯科治療に不安や恐怖を強く感じる場合には，これを減じ，歯科医師やスタッフへの理解と信頼を得るための3Pコントロール(Psychological Control＝心理的コントロール，Physiological Control＝着衣や空調の調節によって快適に過ごせるようにするなどの生理学的コントロール，Pharmacological Control＝疼痛抑制のための薬理的コントロール)を基本とした診療を行います（図1-5）[2]．

歯科恐怖の程度は平川[3]によると3歳から8歳までの患児には男女差に差がないとされますが，別の研究では女児のほうが高いという報告もあります．

4．少女期

a．少女期の特徴

7歳頃から学童期体系になって性差相違がはっきりとしてきます．

具体的操作期（8歳頃から11歳頃）になると，思考が論理的で可逆的になります．実際にみせて触ることにより理解ができるようになります．またアニミズム的思考は減少してきますが，抽象的な言葉への理解は不十分です．しかし前歯がきれいであると美しいと感じることができているかもしれません．形式的操作期（11歳以上）になると大人とほぼ同じように考えができるようになります．身長や体重は思春期から青年期にかけて（11歳頃〜14歳頃），女児が男児を凌駕します[4]．

b．少女期の歯科診療

幼若永久歯の総合研究[5]ではう蝕の罹患率では男女差は統計的に認められないものの6歳児で男児19.13％，女児20.11％，12歳児で男児80.33％，女児80.36％となっています．

歯種別のう蝕罹患率では，上顎第一大臼歯は6歳児では男児11.36％，女児12.07％，12歳児では男

症例1

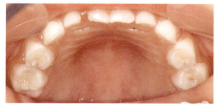
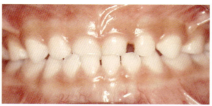
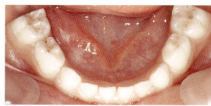

図1-6a～c　4歳女児．初診時に乳臼歯部にう蝕があり，前歯に浅い反対咬合を認めた．　　a|b|c

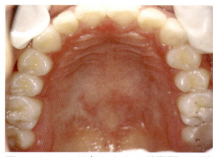
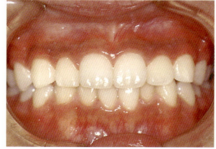
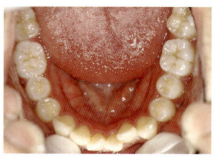

図1-6d～f　10年にわたる長期間の口腔内管理後の歯列の状態．　　d|e|f

児48.76％，女児49.10％と，わずかばかり女児のほうが高い傾向にあり，第一小臼歯，第二小臼歯でも，ともにわずかでありますが女児のほうがう蝕の罹患率が高い傾向にありました．

処置状況では6歳児では男女ともに0.2本であったのが，12歳児では男子2.6本，女子2.9本，16歳時では男子4.6本，女子6.8本であり，女子のほうが多く治療を受けている傾向がみられました．

口腔内における乳歯の萌出時期に関しては，男女差はあまりないようですが，永久歯の萌出については女児のほうが少し早いようです[6]．また，保護者は女児の場合のほうが歯列の審美性に関心が高い傾向にあり，歯科矯正専門医への相談ならびに治療件数が増加する傾向にあります．

5．4歳女児の口腔管理と審美的治療

症例1：4歳女児の長期口腔管理

図1-6a～cに示したのは，4歳女児の口腔の状態です．初診時に乳臼歯部にう蝕があり，前歯に浅い反対咬合を認めましたが，長期間の口腔内管理により，10年後は図1-6d～fのような歯列になりました．

永久歯列が完成した時点において，生涯にわたり本人のセルフケアで健康な歯を維持できるように動機づけることがもっとも大切です．しかし，その重要性をいかに熱心に言葉で伝えても頭のなかで論理的に理解することは子どもにとっては難しいでしょう．低年齢からの歯科定期健診において毎回の歯ブラシの練習や予防処置を受けた多くの体験を通じて，セルフケアの心を体に刻み込んでもらうのが一番効果的です．

10年以上にわたる歯科医院への定期健診の体験がその子にとって楽しい良い思い出として残るならば，その子が成長して母親となったときに，今度は子どもの歯を守るためにわが子を歯科医院の定期健診に連れてくることが当たり前の行為として期待できます．このような好ましい世代間伝達が何よりも必要と考えます．

症例2：4歳女児の審美的治療

幼児の上顎乳前歯は砂糖を含む飲料を早期から頻回に摂取し，さらに清掃を怠ることなどによって隣接面や歯頸部にう蝕が多発します．図1-7aは前

小児期から少女期

症例2

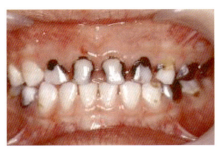
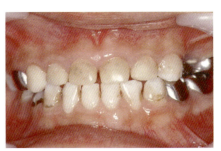
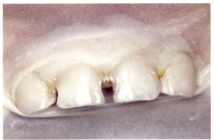
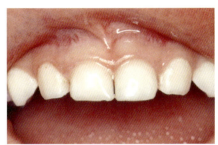

図1-7a　4歳女児が前歯ならびに臼歯部の多発性う蝕で受診したときの口腔内写真．進行抑制剤（サホライド®）塗布の既往あり．
図1-7b　進行抑制された黒変部分を可及的に削合し，コンポジットレジン充填を行った．
図1-7c, d　患児でも口腔清掃が十分にできるようになれば，グラスアイオノマーセメントやコンポジットレジンによる審美修復処置ができる．

歯ならびに臼歯部の多発性う蝕で受診した4歳女児の口腔内写真です．

上顎前歯はう蝕の進行抑制剤（サホライド®）の塗布を受けた既往があり，う蝕部分が黒く硬く変色していました．

前歯部は黒変部分にプラークが停滞してう蝕が進行しないようにブラッシング指導ならびに食事指導，フッ素塗布を行い，定期的に経過観察を行っていました．しかし母親は「女の子でもあり，見た目が悪いため，白い歯にしてほしい」と強く要望してきました．そこで進行抑制された黒変部分を可及的に削合し，図1-7bのようにコンポジットレジン充填を行いました．

この症例のように，う蝕の進行抑制がなされているとはいえ，黒い前歯は「母親の育児態度に何か問題があるのでは」と思われたり，子ども自身も友達から「むし歯だらけの黒い歯」と指摘され気にするようになることがあります．

かつては，乳前歯は6歳頃には永久歯に生え変わるから，あるいは低年齢で歯科恐怖のため治療が困難な場合があるなどの理由で，サホライド®によるう蝕の進行抑制処置が多く行われてきました．

しかし，現在では4歳近くなり規則正しい食生活が送れ，口腔清掃が十分にできるようになった（う蝕活動性が下がった）患児では，進行抑制剤は極力使用せずに，グラスアイオノマーセメントやコンポジットレジンによる審美修復処置が広く選択されています（図1-7c, d）．

女児の場合は小さいころから審美的な修復の希望が男児よりも強いといえます．なお，サホライド®を使用する場合には，前歯部はもちろん臼歯部に使用する場合においても，う蝕進行は抑制されるが，う蝕部分が黒変することを必ず伝え，保護者の了承を得たうえで使用することが不可欠です．

参考文献

1. NTTレゾナント. goo ベビー．升田春夫ほか（監修），渡辺とよ子，新井康允．体や脳には，生まれつきの男女差も!? http://www.baby.goo.ne.jp/member/ninshin/maternity_life/9/03.html.
2. 岡本誠．無痛的歯科のための痛みのコントロール 新長期間の小児歯科．東京：砂書房．2010；86-95.
3. 平川貴之．小児の歯科恐怖に関する疫学的研究―日本語版CFSS-DSの有用性と歯科恐怖の実態―．小児歯科学雑誌．2000；41（5）：843-854.
4. 千羽喜代子．性差におよぼす身体的条件．幼児の教育．1952；61（9）：30-33.
5. 長坂信夫，海原康孝，岡田臨三ほか．幼若永久歯の総合的研究―齲蝕状況，処置内容―．小児歯科学雑誌．2000；38（1）：14-29.
6. 日本小児歯科学会（編）．日本人小児における乳歯・永久歯の萌出時期に関する調査研究．小児歯科学会雑誌．1988；26（1）：1-18.

第1章

コラム2 「ポカン口」の子どもたち

よく噛めない子ども(コラム1「よく噛めない子どもたち」参照)とともに気になるのは，いわゆる「ポカン口」の子どもたちです(図1，2)．口元のしまりが悪く団子鼻，口呼吸のため歯肉炎，上顎前歯の着色，滑舌が悪いなどの特徴がみられます．

鼻炎で風邪をひきやすく，集中力に欠け落ち着きがない場合が多く，「じっと落ち着いた態度で授業を聞くことができない」といった現場の先生からの声もよく耳にします．

ただし，これら「ポカン口」の子どもが単にアレルギー体質で鼻炎(鼻づまり)だけのため，口呼吸となる原因とは思えないのです．根本的なスタートである母乳育児や離乳食のときから，捕食や咀嚼・嚥下に関して，つまずいているような気がします．しっかりと噛むことによって顎骨が正常に発達し，さらに咀嚼筋や表情筋が鍛えられることによってかみ合わせや歯並びそして口元も引き締まった良い顔貌へと成長してくるのです．

よく噛むことの効用は，最近広く知られるようになり，その重要性(よく噛むことで口腔周囲筋を使い発音が明瞭になる．唾液が多く出て歯周病やう蝕の予防になり，唾液酵素が発癌物質の作用を消す働きをする．消化酵素がたくさん出て消化を促進するなど・図3)が伝えられています[1]．

子どもたちに対する食育に関しては，食事内容の検討も非常に重要な課題となりますが，そのことに加え，よく噛めるという基本的能力を小児期から育成することが将来の健康寿命を延ばすことにもつながるのではないかと確信します．

子どもたちにも噛むことの重要性をしっかりと伝えていきたものです．

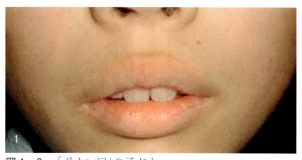
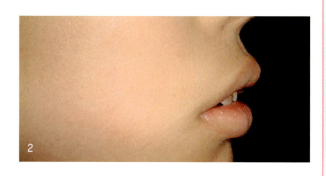

図1，2　「ポカン口」の子ども．

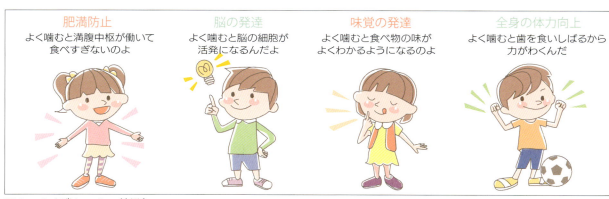

図3　よく噛むことの効用[1]．

(医療法人緑風会ハロー歯科：滝川雅之)

参考文献
1．公益財団法人8020推進財団．ホームページ．http://www.8020zaidan.or.jp/．

女性患者さんを診る
―少女期〜妊娠期〜高齢期までの歯科医療のかんどころ―

第2章 思春期

河野亜矢

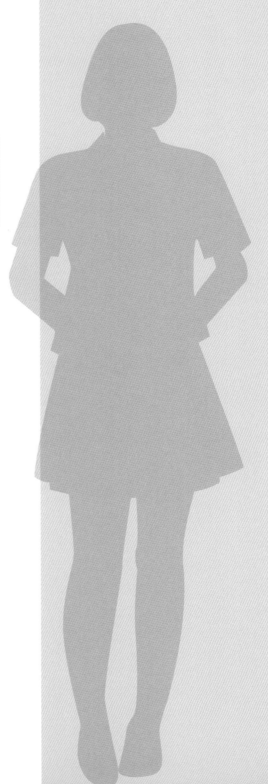

第2章

1. 少女期から成人期への移行期

少女期から成人期への移行期である思春期は，身体的，心理的，社会的にみても大きな変化を迎える複雑な時期であり，その年齢は，わが国では8～9歳頃から17～18歳頃までといわれています[1]．

日本産婦人科学会[2]によると，思春期とは「性機能の発現開始，すなわち乳房発育ならびに陰毛発生などの第二次性徴の発現に始まり，初経を経て，第二次性徴が完成し，月経周期がほぼ順調になるまでの期間」と定義され，WHO[3]では，①第二次性徴の出現から成熟までの段階，②子どもから大人に向って発達する心理的な過程ならびに自己認識のパターンの確立，③社会経済上の相対的な依存状態から完全自立までの過渡期と定義されています．こうした定義からみても，大きな変化とともに，さまざまな問題や心の葛藤が生じるのは容易に想像できます．

歯科治療においても，あらゆる面で変化の多いこの時期の女性患者においては，難しい対応を迫られることが多く感じられます．少女が女性へと移行していくこの時期，口腔ケアを注意して行うことは，視覚的に健康管理を認識する手助けとなるでしょう．

また人間にとって消化器官の入り口であり，咀嚼，会話以外にも人間の感情や愛情を示す器官でもある口腔内のケアを行うことは，女性にとってのQOLも向上させ，より若々しく，そして美しく生きることにもつながります．

最近は外見を意識し始めるのも低年齢化してきています．思春期はそういった女性の生き方を意識する入り口とも考えることができるでしょう．さらに歯科領域は，口腔内ケアから口腔外の表情といった外見にも広がっています．メディアでも表情筋トレーニングなども話題になり，中高生，早くは小学生からダンスやアイススケート，競技としてのチアリーディングや体操など，一世代前とは違ったスポーツも盛んになってきています．そういった競技の場では，「笑顔」も審査されることもあり，日常臨床でMFT（筋機能訓練）を通じてスマイルトレーニングをするような機会も増えてきました．

そこで本章では，思春期女性にターゲットを絞り，身体全体や口腔領域でとくに性差がみられる項目をピックアップし，思春期女性の歯科治療を行ううえで留意したい内容を取り上げ，症例を交えて説明していきたいと思います．

2. 女性ホルモンの影響

思春期は女性にとって，第二次性徴が発現してから月経周期が徐々に整い，大人の女性として成熟していく過程です．そしてこの時期に大きくかかわってくるのが女性ホルモンの分泌です．とくに卵巣から分泌される卵胞ホルモン（エストロゲン）は思春期女性の身体に大きな影響を及ぼします．身体のみでなく，精神面はもちろん，口腔内にも特徴的な症状がみられるようになります．

a. 初経について

わが国では，初経年齢は10～15歳までに分布し，平均12.3±1.0歳であり[4]，また9～15歳の女子268人を対象にした久米[5]らの調査によると初経平均年齢は12歳が一番多いと報告されています．

b. 性周期

性周期とは，初経から閉経にいたるまでの期間，1回が約28日で繰り返され，約40年間行われる排卵機構です．これには多くのホルモンが関与しており，卵巣周期と月経周期とから構成されます．卵巣周期はさらに卵胞期（性周期の前半約14日間で卵胞が成熟し，エストロゲンの血中濃度が上昇する期間），排卵期，黄体期（性周期の後半約14日間で，排卵を終えた卵胞が黄体へ移行し，プロゲステロンを産生する期間）に区分されます．

一方，月経周期（子宮周期）は月経期（性周期の第1日から5日前後までの期間で，月経血が認められる期間），増殖期（月経期終了から排卵日までの期間で，子宮粘膜が再び増殖を開始する期間），分泌期（排卵日以後つぎの月経期までの期間で，子宮粘膜は着

症例1

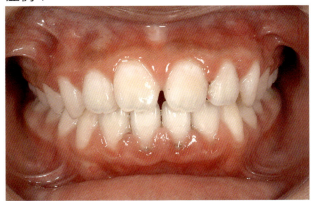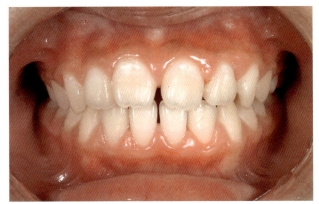

図2-1a,b 思春期性歯肉炎．a：下顎歯間乳頭部分の腫脹が顕著な歯肉炎．b：ブラッシング指導と専門家によるプラーク除去により腫脹は消失した（写真提供：松崎ファミリー歯科矯正歯科・松崎 晃先生のご厚意による）．

a|b

床に向けた環境を整えるが，妊娠が成立しない場合はつぎの月経期に入る期間）に分けられます．

c．エストロゲンとプロゲステロン

女性ホルモンにはエストロゲン（卵胞ホルモン）とプロゲステロン（黄体ホルモン）があり，この2つのホルモンが女性の健康に大きく関与しています．女性の生涯にわたるホルモンのなかで，エストロゲンの分泌量は思春期から急激に上昇しますが，その量には個人差があります．2つの女性ホルモンの主な働きについては，序章を参照してください．

d．歯周組織に及ぼす影響

思春期に分泌が始まる，エストロゲンとプロゲステロンが歯肉溝に入ると，歯周組織にも変化が起こります．これはプロゲステロンが血管系に作用するため，歯肉溝滲出液が多くなり，炎症反応を増大させるからです．

そのため，普段では反応しないような少量のプラークや食物残渣にも著しい炎症反応を示し，歯肉の腫脹や出血がみられることがあります．

こうした思春期の歯肉炎は同年代の男子には一般的にみられません．また思春期性歯肉炎はプロゲステロンの量の増加にともなうもので，月経の始まる3～4日前に発症し，月経期に入ると治まっていきます．以下に思春期性歯肉炎の症例を示します．

症例1：思春期性歯肉炎

図2-1は初診時11歳女児の思春期性歯肉炎の腫脹をブラッシング指導と専門家によるプラーク除去により消失させた症例です．この症例のようにプロゲステロンが増加していく月経開始の少し前の時期は，とくに口腔内を清潔に保ち，定期的にメインテナンスを受け，歯肉炎を放置させないことが重要です．

さらに，以前歯肉炎や歯周炎に罹患した部位は，将来的に妊娠を契機に再発することが多いので，このことを術者サイドから患者に説明することで，口腔内ケアに対するモチベーションの向上につなげることも必要です．

症例2：矯正治療中の思春期性歯肉炎

図2-2は矯正治療中の12歳女児の思春期性歯肉炎です．矯正治療中は思春期の男女とも歯肉腫脹は多くみられますが，とくに女児に多いと実感します．おそらく女児の歯肉腫脹なかには思春期性歯肉炎も多く含まれていると考えられます．

矯正治療において，マルチブラケット装置を用いた本格治療は，主として永久歯への交換後に行われますが，この時期はちょうど初潮の平均年齢12歳前

第2章

症例2

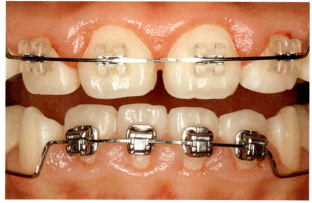

図2-2 矯正治療中の思春期性歯肉炎（写真提供：市川矯正歯科医院・市川和博先生のご厚意による）．

後と重なり，思春期性歯肉炎への注意点に加えて，さらに矯正装置があることでの歯の磨き残し，また歯の移動による炎症の起こりやすさも手伝い，歯肉腫脹は格段に起こりやすい口腔内状態です．

とくに歯肉症状が強い思春期女子の初潮時期を問診し，月経が歯肉に影響を与えることを十分に説明することは矯正治療中のブラッシング指導の一助といえます．

いつもと違った腫脹に気づくことが対応の第一歩となりますが，同時に月経というデリケートな内容がともなうので，女性である歯科衛生士が決まった患者を担当する制度を考えても良いでしょう．

3．全般的な思春期における歯周病対策

2011年の歯科疾患実態調査[6]によると，15歳から29歳までの歯肉の所見，または歯周ポケットについての結果は表2-1のとおりです．

この結果から，年齢が上がるごとにBOP（プロービング時出血）陽性者つまり歯肉出血のみ認められる者が減り，4mm以上歯周ポケットのある者が増えています．このことから思春期が含まれる年齢（10代後半）のBOP発症を防ぐことは歯周炎予防のひとつと考えられます．

症例3：侵襲性歯周炎

また思春期に注意したい歯周疾患として，侵襲性歯周炎が挙げられます．しかし，思春期での早期発見は困難なため，症例3（図2-3）では矯正治療を希望して来院された20代女性の口腔内写真を示します．全身的には健康ですが，急速な歯周組織の破壊，家族内の発現を認めることを特徴とする[7,8]症例が多く，地域歯周疾患指数による女子中高生の6年間の調査では，全体の0.4％に侵襲性歯周炎が存在したとの報告もあります[9]．

同組織の破壊が急速に進行し，患者によっては生体防御機能や免疫応答の異常が認められるなどの特徴もあるため，早期発見，早期歯周治療の開始が望まれます．

歯科医療サイドとしてはBOP発症の予防，侵襲性歯周炎の早期発見・治療と並行して，思春期女子への歯科領域の医科的知識の伝達も重要なポイントです．出産・育児で中心的役割を担う女性は，日常的な子どもへの歯磨き指導などを通して次世代の健康管理・教育を行う存在でもあります．こうした意味からも思春期女子への健康教育は長期的な立場からみても重要なことだと言えます．

4．思春期のタイミングの違いと歯科治療

a．男女の思春期を考慮した歯科治療

思春期は歯科治療分野にも大きな影響を与えます．それはこの時期に混合歯列から永久歯列へ交換すること，また身長の急速な伸びにともなって上下顎骨の成長などが認められるからです．この思春期という時期がどのタイミングで現れるかをある程度予測しておくことは，歯科治療，とくに成長を治療に利用する矯正歯科分野では必須項目です．

そこで以下，矯正歯科治療の症例を示しながら，思春期のタイミングについて，男女間での違いを中心に，女性の思春期のタイミングについて述べていきます．

表2-1 2011年の歯科疾患実態調査（厚生労働省）[6]

年齢	歯肉所見のある者	BOP陽性者	4mm以上の歯周ポケットのある者
15～19歳	69%	24%	5%
20～24歳	74%	14%	12%
25～29歳	69%	10%	12%

症例3

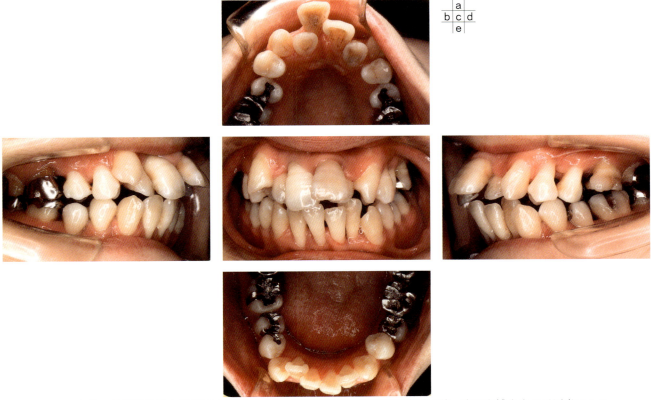

図2-3 20代女性の侵襲性歯周炎（初診時22歳9か月）．※写真提供：市川矯正歯科医院・市川和博先生のご厚意による．

b. 男女における矯正治療の時期とタイミング

思春期の発育のピークを第二発育急速期（青年期成長スパート）といい，女子は男子より2年早く第二発育急速期が起こります[10]．このことは，とくに上下顎骨の不調和を是正するような矯正歯科治療を行う際に，そのタイミングを考えるうえでたいへん重要です．

つまり第二発育急速期を矯正治療に利用する場合には，女子の治療開始時期は男子よりも早めに行わなければならないことになります．

しかし，スパートの時期は男女差よりも個人差が大きく関係し，単純に歴年齢だけでは判定が非常に難いので，大体のスパート開始時期は第二次性徴の発現状態で判定します．

表2-2　女子の青年期の性的発達の程度[11]

時期	第二次性徴の特徴	身体の成長速度
第1期	乳蕾が出現し恥毛の発育が始まる.	身体的スパートの開始
第2期	乳房の著明な発育 恥毛はより黒く，範囲も拡大 腋毛	身体成長の最大速度
第3期	初潮 大人のような皮下脂肪が付く 臀部が大きくなる 乳房の発育完成	スパートがほぼ完了

　女子の青年期は性的発達の程度から，3つの時期に分けられ（表2-2）[11]，また女子の思春期の期間は3年半で男子の5年よりも短く，さらに早期に始まります．このように性的成熟が早期に生じ，その後の成長が早めに停止するという現象は女子の特徴です．

5．個人間における骨格成長のタイミングの違い

　思春期の開始時期については，非常に個人差が大きいことは周知の事実ですが，早熟型，平均型，晩熟型の少女の成長を比較すると，成長のスパートのタイミングは大きく違います．ただし，どのタイプでも成長速度がピークに達したのちに初経が始まる点では一致しています．

　これは3つの成熟型のいずれの場合でもその成長パターンは類似であり，発育年齢の違いにともなうタイミングの差が成熟度の違いになって現れているのです．こうした思春期のタイミングの違いに影響を与える要因には遺伝や環境の影響があると考えられています．

　遺伝の影響としては，家系（早熟系，晩熟系）や人種，民族，そして体型があります．体型はさらに，①やせ型（外胚葉型：男子に多くみられ，相対的に筋肉質でなく，脂肪もついていない体型），②筋肉質（中胚葉型），③脂肪型（内胚葉型：女子に多くみられ，筋肉が少なく皮下脂肪の多い小柄な体型）に分けられます．なお女性に初経が訪れるためには一定量の脂肪が必要です．

　遺伝以外の影響としては，①季節（秋冬よりも春夏のほうが，成長スピードが早い），②文化（都市部の子どものほうが地方の子どもよりも早熟）が挙げられます．

a．身長の増加と上下顎骨の成長のタイミングの違い

　青年期成長スパートの時期は身長の増加と相関を示し，上下顎骨の成長も一般的に身長の増加と相関を示しています．身長の増大ほど顕著ではありませんが，下顎骨のスパートも青年期成長スパートによって増大します．

　注意を要するのは，きわめて個人差が大きいことです．そのひとつとして，多くの頭蓋顔面成長の研究における縦断的資料から推測されている女子の一定数において，青年期の成長スパートが始まる1〜2年前に起こる顎骨成長の「若年性加速」が挙げられます[12]．この成長量は青年期成長スパート時期の顎骨の成長量と同等か，それを上回る場合もあります．

　このようなタイプの変化は横断的資料や平均資料を用いる場合には見落とされてしまうことがありますが，矯正治療計画を立てる際には，このような点

思春期

症例4

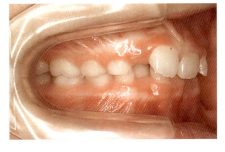
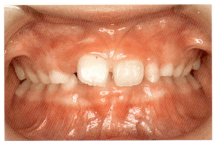
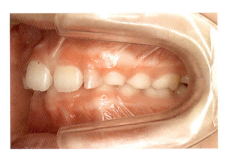
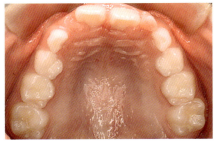
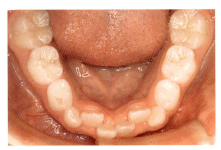

図2-4a①〜⑤　初診時（8歳6か月）．

を十分考慮し，こうした成長スパートを利用できるような開始時期を考えることが，より個人に適応した治療計画を立てることにつながります．

b．上下顎骨の三次元的成長のタイミング

男女ともに横方向の成長が最初に完了し，つぎに前後方向，最後に垂直方向の成長が完了することは変わりません．

上下顎骨の幅径（水平方向）の成長は，青年期成長スパートが始まる前に完了する傾向があり，犬歯間幅径は12歳を過ぎればほとんど増加しません[13]．ただし前後方向への成長により，上下顎骨とも後方部の成長は続くことになります．そのためスパートの時期が早い女子の場合，側方拡大などの治療は早期に開始する必要性があります．

また側方拡大を行う際に固定歯や把持歯として利用する乳歯が女子のほうが男子よりも総じて早く脱落するという点も視野に入れると，より早期の拡大開始時期が設定されることになることも考慮しなければなりません．

上下顎骨の長径（前後方向）の成長は，思春期を通じて持続し，女子では平均14〜15歳で停止します（初経後約2〜3年）．一方，男子では18歳ごろまで成長する（性的成熟後約4年）といわれています[14]．

顎骨の高径（垂直方向）の成長は男女ともにもっとも長く続き，顔面高径の増大と，それと同時に起こる歯の萌出は一生続くといわれています[14]．

症例4：下顎の若年性加速

図2-4a〜eは初診時8歳6か月に下顎後退をともなう骨格性Ⅱ級2類過蓋咬合症例と診断された女児の症例です．

治療方針は下顎の成長がまだ十分に望める年齢であるため，機能的装置（バイオネーター）を用いて，下顎の前下方への成長を促進させ，上下顎臼歯部咬合高径の増加を行い，前後的，垂直的対顎関係の不調和の改善を図りました（図2-4a）．

第一期治療として，バイオネーターを使用する前に，2か月ほど舌側傾斜している上顎切歯にマルチブラケット装置を装着し，下顎を目標とする位置に前進させて，適切な構成咬合を採得しました．また，この期間に上唇小帯手術も併用しています．

10歳3か月でバイオネーターを再製し，その後就寝時のみの使用に切り替えました．下顎の前下方への成長がなされ，オーバーバイトも改善され，前後的，垂直的な問題も是正されました．バイオネーターに

第2章

症例4

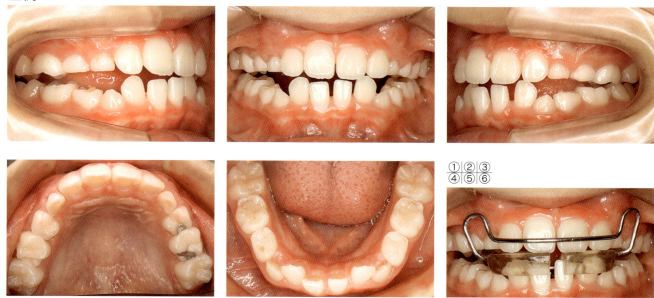

図2-4b①〜⑥　10歳8か月（バイオネーター使用後）.

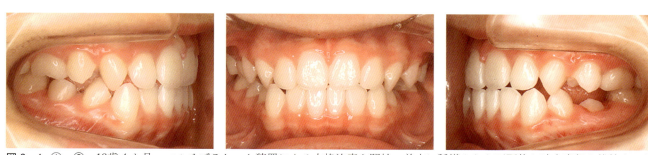

図2-4c①〜③　13歳4か月．マルチブラケット装置による本格治療を開始．前方に誘導された下顎位と咬合高径を維持するため，Ⅱ級ゴムや垂直ゴムなどの顎間ゴムを使用しながら排列を行った．

組み込まれているスクリューにより上下顎歯列が拡大され，永久歯萌出のための十分なスペースを確保できました（図2-4b）．

この時期，保護者にはオーバーコレクションとしての一時的な前歯部反対咬合や側方歯部開咬になっても，問題がないことを十分説明することが重要です．

またバイオネーターを使用するのと並行して，装置を入れた状態で上下口唇をしっかり閉鎖して舌を挙上し，鼻呼吸を行うことを指導しながら，口腔周囲筋や鼻咽腔環境を整えることが，その後の治療や保定に大きく影響します．

男児よりも発育のピークが早く訪れる女児において下顎の成長のタイミングを逃さず，治療を進めていくことが重要です．

この症例では8歳6か月という早期に上下顎歯列の十分な拡大により，舌が自由に動くことのできる舌房を形成し，下顎を前方へ誘導，さらに臼歯部咬合高径を挙上するという，三次元的にすべての方向での対顎関係の改善を行うことにより，舌や口腔周囲筋といった機能面の回復もなされた結果，その後の下顎や下顎頭の成長にも良い影響を与えることができたと思われます（図2-4c〜e）．

症例5：骨格性下顎前突

図2-5a〜dは初診時6歳10か月の女児で，前歯

思春期

症例4

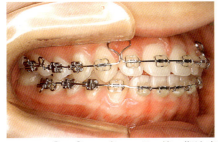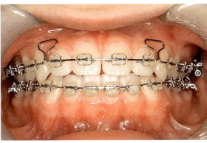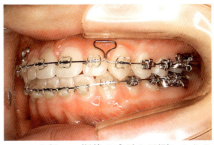

図2-4d①〜③　15歳2か月．第二期治療期間は1年10か月．上顎の第二大臼歯のコントロールを行い，術後の成長を予測したうえで，オーバーコレクションとして，前歯部被蓋が浅い状態で動的治療を終了した．マルチブラケット装置による治療期間は1年10か月．
①②③

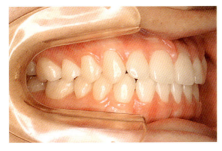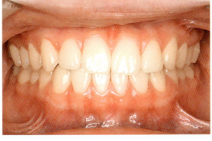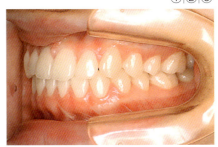

①②③
④⑤

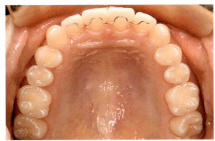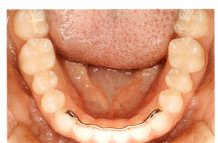

図2-4e①〜⑤　定期健診4年目．4年後も安定している．

部反対咬合を主訴に来院しました．アデノイドをともない，上顎歯列の叢生をともなう骨格性下顎前突と診断されました．またのちに思春期スパートで下顎が成長したため，外科治療を併用した再治療も行った症例です．

　女児の場合，思春期において審美的要求度が変化すること，またこの時期には自我の確立が行われ，保護者の影響が薄れてくるため，治療の最終目標の設定には，本人との十分な話し合いが必要です．反対咬合を示し，治療を行っても，保定期間中に下顎の成長が認められ顎間関係が不安定になり，最終的に外科矯正を行った症例も散見されます．

　この症例では，第一期治療として，上顎骨前方牽引装置を使用しました．前歯部被蓋を改善後，上顎前歯部にマルチブラケット装置を4か月ほど装着し

ました．その後，舌の筋機能訓練を併用しながらのチンキャップを使用し経過観察を行いました．

　図2-5aは13歳2か月で開始した第二期治療から1年10か月後の状態です．側方写真から，下顎骨自体が成長しているのが示唆されます．顎間ゴムやマルチループなどを使用し，15歳11か月で治療を終了（図2-5b），保定期間に入りました．

　ブラケット撤去からおよそ2年後，患者から「下あごが出てきた」との訴えがあり（図2-5c），患者との話し合いの結果，外科矯正治療を行うことになりました．18歳0か月から術前矯正を開始し，上顎左右第一小臼歯抜歯と下顎骨矢状分割術による手術を行い，最終的な治療を終了しました（図2-5d）．

　その結果，咬合関係のみならず，下顎の突出感，下顎骨の右側への偏位の是正，審美的主訴も改善さ

第2章

症例5

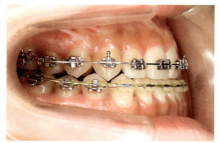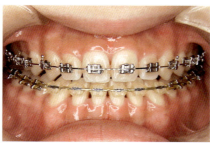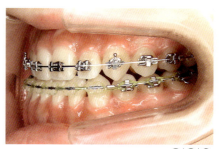

図2-5a①〜③　第二期治療開始後1年10か月(15歳0か月). ①|②|③

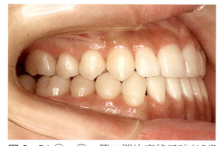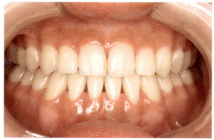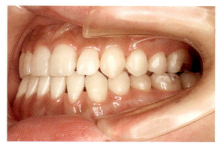

図2-5b①〜③　第二期治療終了時(15歳11か月). ①|②|③

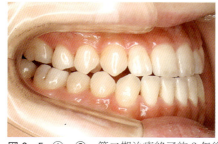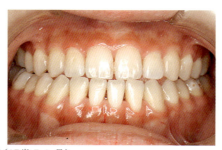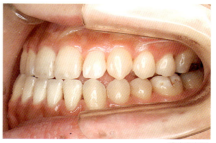

図2-5c①〜③　第二期治療終了約2年後(17歳7か月). ①|②|③

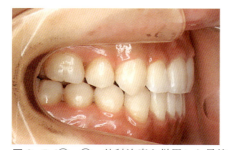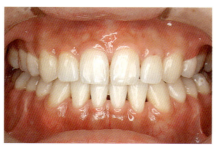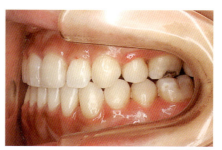

図2-5d①〜③　外科治療を併用した最終的治療終了時(21歳2か月). ①|②|③

れ，術後6年後の現在でも安定した咬合が保たれています．

c. 反対咬合患者の第二期治療の開始時期

この症例を通して，考えなければならないことは，成長期における反対咬合患者の第二期治療(本格治療)をいつ開始するかです．

思春期後期において男女共通の特徴として，上顎骨の成長が終わり，下顎骨のみが成長するというdifferential growthの問題があります．また思春期

後期における下顎の成長量が大きい症例ほど第一期治療後の反対咬合の再発が起こりやすい[15]ことが報告されています．さらに身長と同様，下顎成長量は女子に比べて，男子のほうが大きいことが挙げられます．これらのことから，男子のほうが再発率の高いことが示唆されていますが，一方で女子のほうが，審美的要求が高いことなどから，一概に不正咬合の再発と外科処置の数がそのまま比例するわけではないと言えます．

本症例もかろうじて切端咬合がとることができる状態でしたが，下顎の突出感という点が患者に外科手術を決意させた一因なのかもしれません．

矯正治療は，思春期という微妙な時期を通して行われます．ほかの年代に比べて，患者サイドの満足度が治療期間中により大きく変化することも少なくありません．術者サイドがどれだけ多くのオプションを患者サイドに提示できるかという点も治療において大きなポイントとなるでしょう．

d．反対咬合の治療難易度予測

上記の課題に加えて，第一期治療を開始する前に，反対咬合の治療難易度を予測することはどこまで可能でしょうか．思春期後期(12歳以降)になると，男子ほど著しくありませんが，女子にもこのようなdifferential growthが認められます．問診で経過を尋ねると，「中学生くらいから下あごが出てきた気がする」という回答が多いのもこのためです．

こうしたことから反対咬合における第二期治療の開始時期は思春期後期以降が望ましいのですが，思春期成長での観察期間に顎間関係が安定している場合には，もう少し早めの開始時期にする場合もあります．また思春期の多感な時期を反対咬合のまま過ごすことが社会的，心理的にどうなのか，という問題もあります．さらに最終的に外科治療を行うことになった患者に対する第一期治療の必要性を問われることがあります．

しかし将来，外科矯正治療を行うかの鑑別法，またその時期については，成長や個人差が大きいこと，およびほかの因子も関係するため，その基準を示すことはたいへん困難で，いまだ明示するにいたってはいません．ただ思春期女子の場合，成長終息の基準として，初潮は参考資料のひとつにはなるでしょう．

症例6：治療終了後の下顎成長による開咬の再発

図2-6a～dは治療終了後に下顎の時計回りの成長により，開咬が再発した症例です．

初診時(図2-6a)に下顎の後退をともなう，歯性，骨格性開咬と診断され，左右上顎第一小臼歯を抜歯し，マルチブラケット装置による治療を行い，15歳2か月で終了しました(図2-6b)．

その後，1年に1度の経過観察中に前歯部開咬を発現(図2-6c)，24歳1か月から外科矯正による再治療を開始し，上下顎骨移動術を行いました．術後安定性を考慮し，上顎後方部の圧下を行い，25歳7か月(図2-6d)に治療終了，その後，咬合は安定しています．

歯性開咬から骨格性開咬へは，10歳頃に移行するといわれています[16]．鼻咽腔問題など，開咬になる要因はさまざまですが，顔の垂直的成長は青年期とその後も続きます[17]．

つまり下顎骨が後方に回転するにしたがって前顔面高が大きくなっていきます．そのため前歯部の開咬が増長されます．また短い下顎枝，下顎下縁平面の急傾斜や臼歯の過萌出も骨格性開咬の特徴です．こうしたことから，臼歯の挺出を防ぎ，下顎骨が反時計方向に回転するようにコントロールすることが望ましいと言えます．

6．乳歯列から永久歯列への交換時期の違いと側方拡大

歯芽年齢は歴年齢と相関がありますが，その程度はきわめて弱く，およそ50％の確率でしか咬合の発育段階を予測できません．また乳歯の脱落時期は，ほかの成長と同様に男子よりも女子のほうが早期に

第2章

症例6

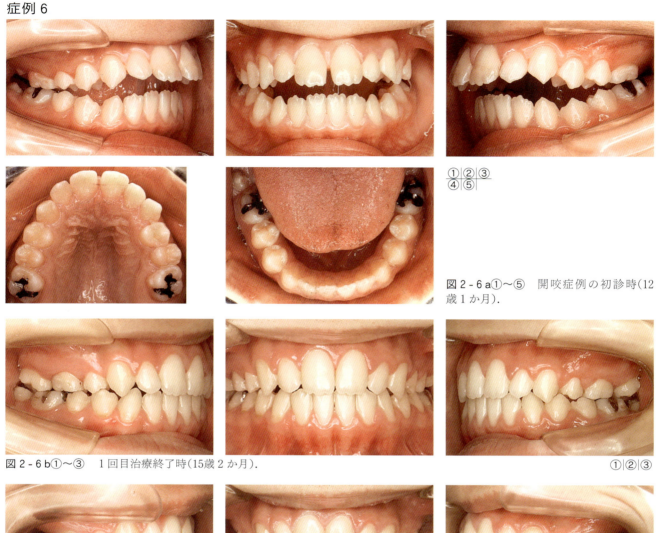

図2-6a①〜⑤ 開咬症例の初診時（12歳1か月）.

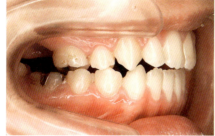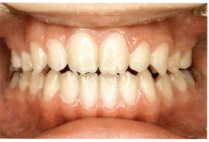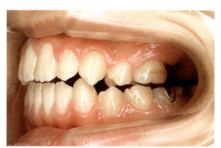

図2-6b①〜③ 1回目治療終了時（15歳2か月）.　①｜②｜③

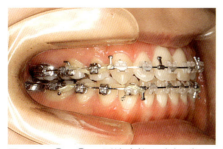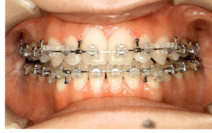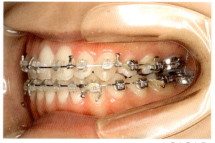

図2-6c①〜③ 依然成長が残っている下顎の成長方向には注意が必要である．とくに骨格性開咬の成長パターンは，下顎の後方回転が（時計回り）起こりやすい傾向がある．下顎頭から下顎枝の成長量が少なく，下顎が回転するため．経過観察中に前顔面高が増大し，前歯部開咬が発現した．
　　　①｜②｜③

図2-6d①〜③ 再治療終了時（25歳7か月）.　①｜②｜③

思春期

症例 7

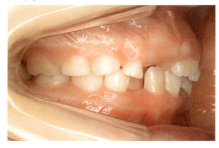
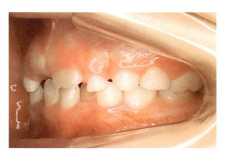
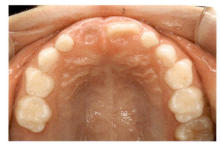
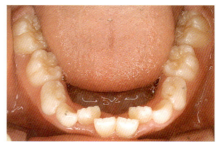

図 2-7 a①〜⑤　機能的装置を使用して側方拡大を行った症例．初診時（6 歳 4 か月）．

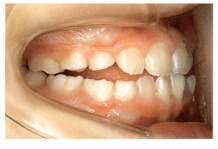
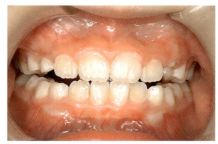
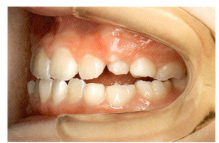
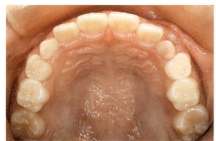
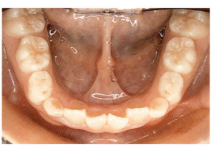
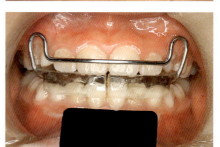

図 2-7 b①〜⑥　7 歳 7 か月．

訪れますが[18]，男女ともに，下顎においては，下顎切歯萌出後約 2 年間は排列に必要なスペース量が足りない状態です．

さらに，切歯部の利用可能な空隙については下顎歯列よりも上顎歯列の幅径の増加が大きく，男子のほうが女子よりも大きいため，女子のほうが下顎切歯の叢生が発生しやすくなります．

以下に機能的装置を使用して側方拡大を行った症例と乳歯を支台歯に用いた固定式拡大装置を使用した症例を示します．

症例 7：上下顎叢生を呈する過蓋咬合

図 2-7 a〜d は側方拡大に対してバイオネーターを使用した症例です．

初診時（図 2-7 a）診断では，上下顎叢生を呈する過蓋咬合症例でした．側方拡大と垂直的問題（過蓋咬合）の改善を目指しました．

終日バイオネーターを使用，スクリューにて，週

第2章

症例7

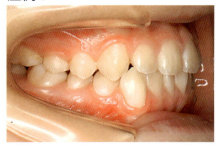
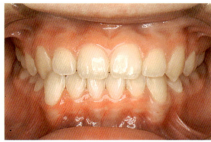
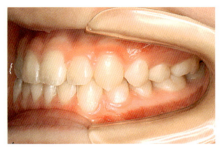

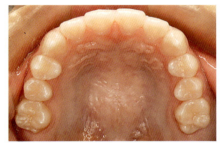
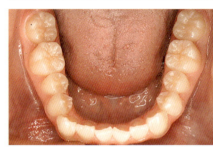

①②③
④⑤

図2-7c①〜⑤　第二期治療前（10歳11か月）．すべての永久歯にマルチブラケット装置を装着し，咬合の緊密化を図った．

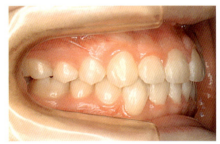
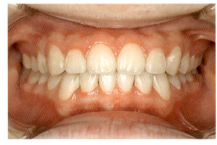
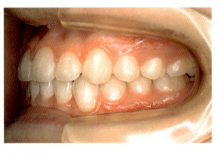

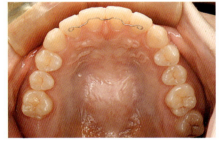
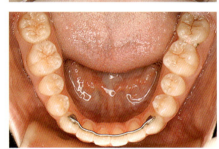

①②③
④⑤

図2-7d①〜⑤　治療終了時（12歳5か月）．

1回の拡大を行いました．その後，バイオネーターを再製し，就寝時のみの使用に切り替え，経過を観察しました（図2-7b，c）．

咬合挙上がなされ，上顎第二大臼歯を除いたすべての永久歯の萌出スペースが確保され，良好な咬合が維持されたため第二期治療期間も短縮されました．治療期間の5年9か月間のうち，4年3か月間は可撤式装置にて上下顎拡大と咬合挙上を行い，残りの1年6か月はマルチブラケット装置を装着した治療を継続し，う蝕もなくすべての動的治療を終了する

ことができました（図2-7d）．

患者にとっては，慣れたひとつの装置で三次元的問題を改善してきたので，負担は少なかったと思います．また成長が残っている早期から三次元的な問題を解決していったことが，最終的に良好な咬合の確立と，また患者の負担軽減につながりました．

症例8：乳歯を支台歯として使用

図2-8a〜fは叢生に対して乳歯を支台歯に用いて固定式拡大装置を使用した症例です．図2-8a

症例8

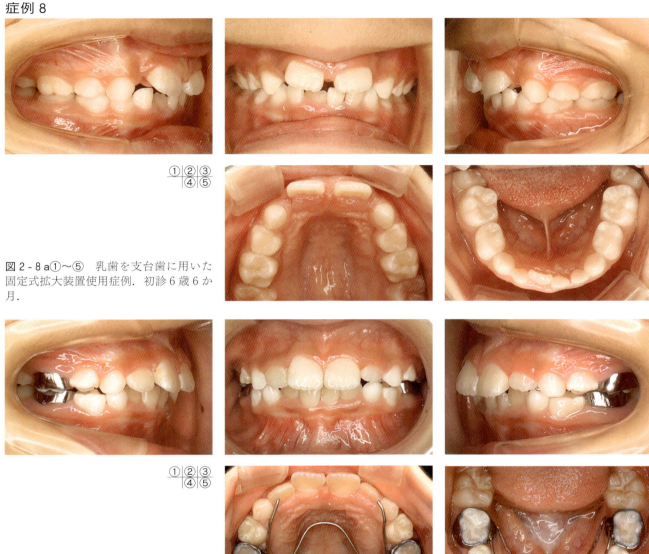

図2-8a①〜⑤　乳歯を支台歯に用いた固定式拡大装置使用症例．初診6歳6か月．

図2-8b①〜⑤　上下顎歯列の拡大途中（7歳9か月）．

は下顎の後退をともなう骨格性Ⅱ級叢生症例と診断された初診時の状態です．指しゃぶりも認められました．

　一般的に乳歯の脱落は男児よりも女児のほうが早い傾向にあります．また固定式拡大装置を使用する場合，第一大臼歯よりも第二乳臼歯の使用はトルクコントロールの点から考えるとリスクが少ないといえます．叢生の程度が強く，2|2 口蓋側転位も予測され，必要とされる側方拡大量も大きいため，6歳9か月から上下顎固定式拡大装置にて積極的に拡大を行いました（図2-8b）．

　このとき支台歯は上下とも左右第二乳臼歯を使用しています．その後，上下顎固定式拡大装置を再製し，第一大臼歯までワイヤーを伸張しました（図2-8c）．9歳7か月で指しゃぶりが消失し，その後は，10歳6か月から12歳2か月までバイオネーターで下顎の前方誘導と側方幅径の維持を図りました．

　成長が続いている第二期治療開始前までの経過観察期間は，就寝時のみのバイオネーターの使用を継続し，下顎の後退の再発予防，咬合高径の維持，幅

第2章

症例8

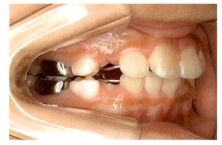
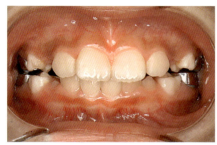
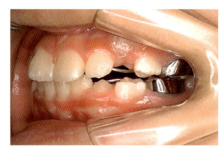
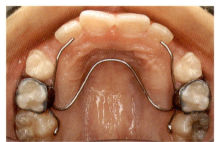
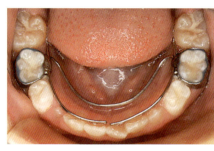

①②③
④⑤

図2-8c①〜⑤　8歳8か月．

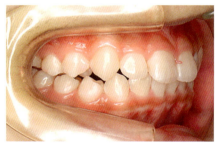
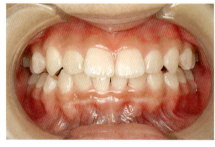
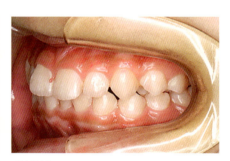
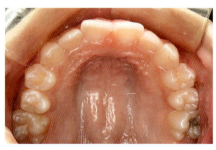
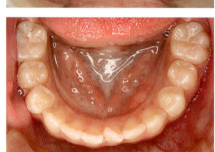

①②③
④⑤

図2-8d①〜⑤　第二期治療開始前（11歳8か月）．

径の維持と三次元的再発の予防を行いながら，永久歯の交換を経過観察しました（図2-8d）．

その後マルチブラケット装置による咬合の緊密化を図り（図2-8e），第二期治療を終了しました（図2-8f）．

非抜歯で治療方針を考慮する場合，上下顎第二大臼歯の萌出スペースの確保も考慮し，早期からの側方拡大が必要となります．固定式での積極的な拡大が必要な場合には，側方への成長は，ほかの方向よりも早い時期に終息すること，また乳歯脱落も女児のほうが早いことに留意し，治療方針を立てることが重要です．

7．思春期女性と顎関節症

顎関節症（顎機能障害）とは，「顎関節や咀嚼筋の疼痛，関節（雑）音，開口障害ないし顎運動異常を主要症状とする慢性疾患群の総括的診断名であり，その病態には咀嚼筋障害，関節包・靱帯障害，関節円板障害，変形性関節症などが含まれる」と定義されています[19]．また随伴症状としては，頭痛，首や肩

思春期

症例 8

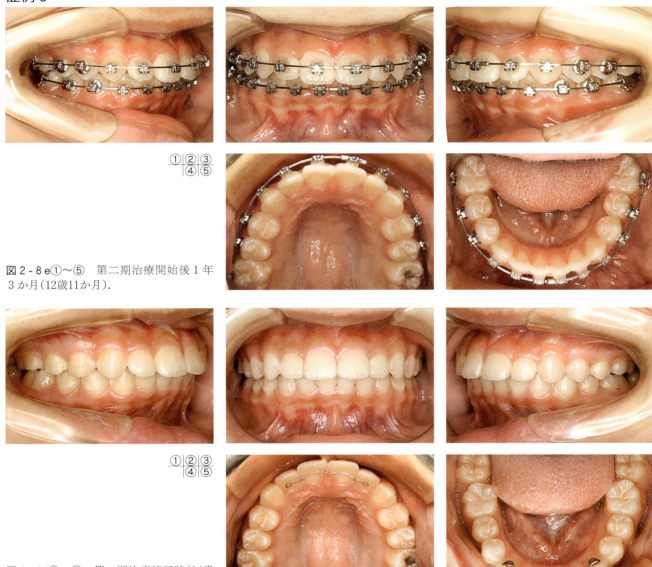

図 2-8 e①〜⑤　第二期治療開始後 1 年 3 か月（12 歳 11 か月）．

図 2-8 f①〜⑤　第二期治療終了時（14 歳 8 か月）．

こり，耳鳴り，難聴，めまい，舌痛，咬合の不安定感，手足のしびれ，自律神経失調症状など，全身的あるいは精神的にさまざまな症状がありますが，そのなかには患者の主観的な症状も多く含まれていることに注意が必要です[20]．

思春期は受験勉強や人間関係からのストレスなどが増えるとともに，顎関節症の初発時期とも重なっており，とくに注意が必要です．

この時期，第二大臼歯や第三大臼歯の萌出により，歯列や咬合が変化しやすい状態であることも要因のひとつに考えられます．また関節（雑）音を訴える患者が少ない一方で，顎関節の痛みを訴える患者が増えるのがこの時期の特徴といえます．

さらには顎関節症が男性より女性に多く，その比率は 1：3 〜 1：9 であるといわれていることにも注目すべきでしょう（非患者群を対象にした調査では有意差が認められなかったとする報告も多いが，治療を求め病院を訪れる患者群においては前述のように報告されている）[21]．

また病院を訪れる顎関節症患者が 10 代後半から

第2章

20～30代にピークを迎えることも特徴的です．

顎機能障害の発症・増悪因子については，他書にゆずりますが，これらの因子が複合的に働き，各個人の生理的な適応範囲を超えたときに発症するといわれています[20]．こうした一般的な特徴に加えて，若年者の顎関節症の疫学的特徴，臨床的特徴も報告されています．

また，最近の数々の研究から，顎関節症は「治療しなくとも長期的には改善する病気で，再燃する可能性はあるが，最終的には症状が治まってしまう」＝「self-limiting（自己制限的）な疾患」であるといわれています[22]．実際顎関節症患者の多くは20～50歳代の間であり，50歳以上の患者は急激に減少すること[23～29]，また保存療法で非侵襲的に治療した顎関節症患者を長期経過観察した結果，30年後にはその多くは無症状になっていることが示されています[20]．

これらのことから顎関節症は患者自身が状況に適応していく疾患であり，なかには治療が不要な症例も含まれています．そのため現在では，治療を行う場合でも保存的，可逆的な治療を第一選択とすることが一般的です．

若年者の場合，発症してから来院までが短い傾向があり，原因が比較的限定しやすいことから，的確な治療を行えば経過は良好となりやすいと言えます．

思春期は発症・増悪因子をすでに有していることが多く，さらに成長期という因子も重なり，ほかの関節部分と同様，顎関節部およびその周囲筋肉組織への注意が必要です．とくに顎関節部に近い第二大臼歯萌出時に一過性の変化も起こりやすく，そのような面からも永久歯萌出完了まではより注意が求められます．

また臨床上比較的よくみられるものに，下顎の後退があります．こうした患者には，下顎の前方位をとらせるような咬合誘導的な治療は有効です．さらに，成長部分である下顎頭の形態変化には十分配慮すべきです．

症例9：下顎頭の骨吸収による前歯部開咬

成長期において，原因不明ですが下顎頭の骨吸収により形態が変化し，その結果，前歯部開咬を呈する症例も見受けられます．男女ともにみられますが，図2-9a～nに示した矯正治療後に前歯部開咬を呈した症例でその経過と顎関節症状の消長を解説していきます．

初診時（図2-9a, b），患者は9歳8か月，Ⅰ級叢生，骨格的にはⅢ級を示し，側方舌突出癖，低位舌，副鼻腔炎など，鼻咽腔や舌などの口腔周囲筋の問題が認められました．

半年ほど，上顎に可撤式装置を用い拡大，その後10歳8か月に上顎第一小臼歯を抜歯，マルチブラケット装置を装着し，第二期治療を開始しました．2年4か月の動的治療終了後（13歳0か月），保定期間に入りました（図2-9c, d）．

治療終了1年後の経過観察時（13歳11か月）には咬合も安定し，問題はありませんでしたが（図2-9e），保定2年目の来院時には前歯部開咬を示していたため，MFT（筋機能訓練）を指導し，経過観察としました（図2-9f）．

しかし，保定3年目のリコール前に開口障害を訴え，さらに開咬が悪化したため，下顎の前方誘導型保定装置の夜間使用に切り替え，経過観察を行いました（図2-9g～i）．

最終的に21歳2か月でミニインプラントを併用した舌側矯正装置で再治療を行い（図2-9j～l），上顎歯列を後方移動し，1年6か月で再治療を終了しました（図2-9m, n）．

本症例では，第二大臼歯のコントロールも行い，前述のとおり13歳0か月で矯正治療を終了し，その後1年後の経過も良好でした．しかし，約1年後に開口障害が発生し，筋弛緩薬の投与を行いました．

この1年間で身長は157cmから162cmと5cm伸びて，15歳2か月で前歯部開咬，その後，17歳4か月まで前歯部開咬が悪化，頸椎の形態は前弯型から後弯型へ変化しました．

また本症例では，原因不明の特発性の下顎頭の吸

思春期

症例9

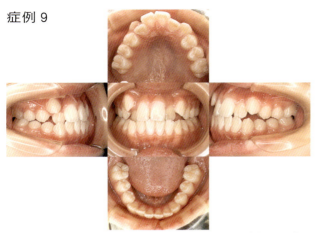
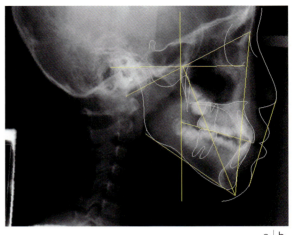

図2-9a, b　矯正治療後に前歯部開咬を呈した症例．9歳10か月．

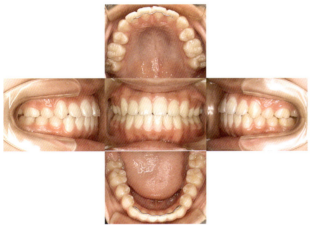
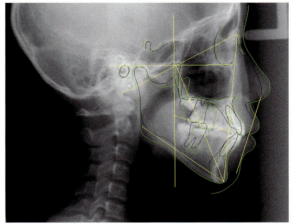

図2-9c, d　1回目の矯正治療終了．13歳0か月．

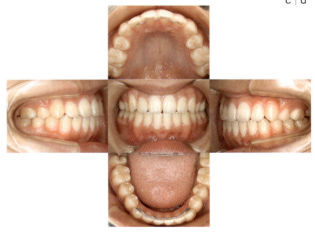

図2-9e　動的治療終了後1年．13歳11か月．

収も起こりました．動的治療終了後，経過観察中の17歳2か月まで身長が伸び，全身的な成長パターンは晩熟型と考えられます．

　成長中の若年者のなかで，何らかの原因で下顎頭の吸収を認める症例に遭遇することがあります．

　こうした特発性下顎頭吸収(ICR：Idiopathic Condylar Resorption)は，顎関節における機能障害としてのリモデリングといわれており[30,31]，臨床所見としては，下顎頭吸収にともなう下顎枝高の短縮化，下顎成長の減少がみられ，その結果下顎の後退

症例9

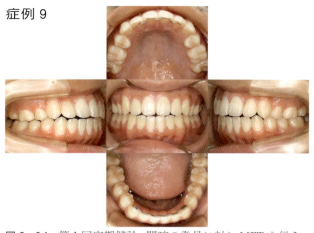

図2-9f　第1回定期健診．開咬の発見に対しMFTを行う．15歳2か月．動的治療終了後2年．

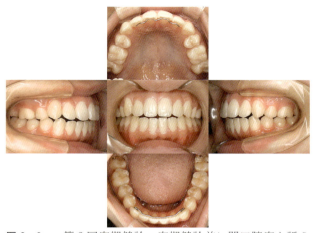

図2-9g　第2回定期健診．定期健診前に開口障害を訴えたため，筋弛緩剤を投与．16歳2か月．動的治療終了後3年．

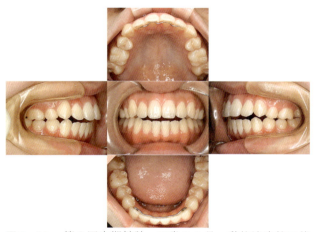

図2-9h　第3回定期健診．17歳2か月．動的治療終了後4年．

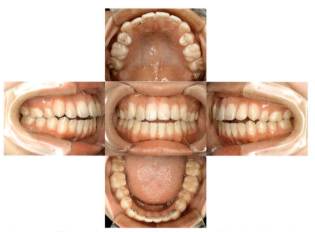

図2-9i　第4回定期健診．18歳9か月．動的治療終了後5年8か月．

と前歯部の開咬が認められます．こうした症例の報告は近年増加しており，女性に多いことから，性ホルモンが要因の1つとして考えられています[32,33]．

本症例においても，自己免疫疾患などの内科的疾患もなく，さらには矯正治療終了後で，顎関節への外的負荷は少ない状態です．こうしたなかで考えられる要因の1つとしては性ホルモンの影響が挙げられます．

矯正治療中でも，当然ですが治療前，治療中，治療後のいずれにおいても発生する可能性があります．どの場合においても，しばらく安静にして，定期的に下顎位の経過を観察し，下顎の動きが安定したところでつぎの治療へと移行します．下顎頭が吸収すると下顎が後退するため，スプリントを兼ねた下顎を前方へ誘導するタイプのリテーナーも有効です．

8．思春期女性と喫煙

a．未成年者の喫煙

思春期の喫煙により，成長阻害や息切れ，注意散漫などが引き起こされ，将来的には肺癌をはじめとするさまざまな健康被害を与えることが知られています．とくに女子の場合，思春期にタバコを吸い始めると肺の成長がより阻害され，その影響は深刻です．

未成年者の喫煙についての全国調査によると，過去10年間で喫煙者の数は男子，女子ともに激減しています．タバコが自動販売機やコンビニで未成年者

思春期

症例9

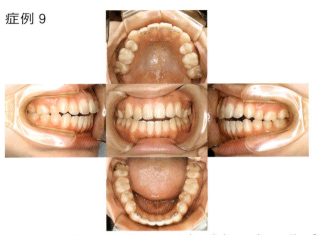
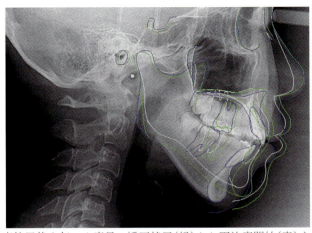

図2-9j,k　第5回定期健診．再治療を決意．21歳2か月．動的治療終了後8年．1度目の矯正終了（緑）から再治療開始（青）までの変化に注意．頸椎のS字状形態が強まる．下顎のクロックワイズローテーション発生． j｜k

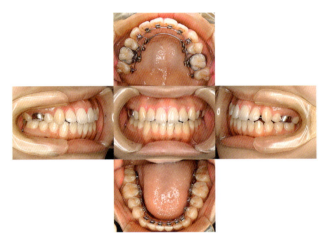

図2-9l　矯正用アンカースクリュー・パラタルアーチを用いて上顎全体を遠心移動．22歳4か月．

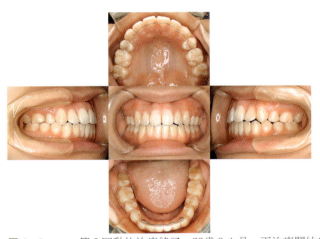
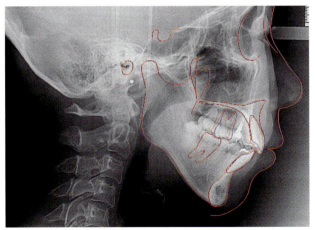

図2-9m,n　第2回動的治療終了．22歳8か月．再治療開始（青）から最治療終了（赤）までの変化に注意． m｜n

は購入できなくなったことが大きく関与していると考えられます．

しかし根本的な問題が解決しているわけではなく，

喫煙開始年齢は低下し，その過半数が18歳までに喫煙の常習者となることが報告されています．反対に22歳まで非喫煙であれば，その後喫煙者にならない

ともいわれています[34]．また日本の喫煙率については，全体的に徐々に低下し，20代の男子の喫煙率が年々顕著に減少しているのですが，20代女子の喫煙率は2002年にピークを示し，その後，漸減してはいるものの，ほぼ横ばいといった状況です[35]．

b．喫煙の身体への影響

妊娠合併症，早産，自然流産，奇形児や低体重児出産の可能性が高くなり，さらには胎児に与える影響として，身体発育や知能発育（数字能力，読解力，一般的能力）の遅延が報告されています[36]．

また，そのほかの影響として，喫煙により，月経困難症になりやすいこと，また更年期の早期発来も報告されています[37]．

喫煙と死亡率の関係については，男女とも喫煙者が総死亡，癌死亡，循環器疾患死亡の確率が高くなることは知られていますが，女性のほうがその傾向が顕著であり，喫煙の影響が男性よりも強く出る[38]という情報を提示する必要があるでしょう．

c．喫煙者による口腔内や顔貌への影響

喫煙が女性の心身に与える大きなダメージとしては，①肌の老化を促進させ，シミやしわが増えてくる．②口角部や口唇が乾燥し，皮膚は黒ずんでくる．③骨吸収が早く進み，口腔内の老化も促進される．④歯肉が黒く変色する．⑤口腔粘膜に白い小さなコブ状の隆起がたくさんできて（喫煙者口蓋），将来的に白板症に進む場合もある．⑥舌苔が黄白色または茶色に染まる．⑦口臭がするようになる．⑧味覚，嗅覚が損なわれるなどが指摘されています．

思春期女性にとって外見へのこだわりは強く，とくに肌や臭いに対してはとても敏感です．学校歯科健診や矯正治療中の定期的通院の際に喫煙による顔貌の変化，口腔内に与える影響を知らせることは，タバコの悪影響を認識し，禁煙について啓発する一助となるでしょう．

さらに口腔内に現れる喫煙の影響は，直接確認することができるため，禁煙を促す視覚的効果は高いように思います．こうしたことから思春期での喫煙開始の防止，喫煙の早期発見，禁煙治療を促すよう歯科医師をはじめ，歯科医療スタッフが認識することが必要になってくるのではないでしょうか．その動機づけとして，医学的知識の提供も有効な手段でしょう．

男女の違いをことさらに強調することに反発を感じる思春期の女子もいるかもしれませんが，肺の成長阻害は女性により強く起こり，また将来にわたる健康に関する実害を伝えることは，情報提供のひとつとしても不可欠であるとともに，禁煙への有効な動機づけとなる可能性は高いでしょう．

9．思春期の病気や心の問題

a．「わたしになること」と「女性になること」

思春期は，男女ともに自己同一性（self-identity）[39]にかかわる問題が生じやすい時期であり，性的器官の成熟にともない，身体の内側から起こる今までにない感覚や，大人や社会といった外側からも今までとは違った対応が求められるようになる時期でもあります．

こうしたなかで，自立を求めて葛藤しながら，「わたし」探しを行い，途中，孤立感や不安感を克服するために周囲の友人と同質化し，仲間と「いっしょ」になることを経て，唯一無二の「自分」を発見していきます．こうした過程で，自意識が過剰に高まり，他人の目を気にする余り，対人恐怖症を生じることもあります．

思春期女性の場合，これに加えて，学校や家族のなかでの自己の確立＝「わたしになること」と身体的，社会的に「女性になること」のバランスをいかに取るかの入り口に立つ時期でもあります[40]．

男性の場合，両者はおおよそ一致することが多いのですが，女性の場合この両者が反発し，社会適応しにくい場合もあります．こうした思春期の女性に起こりやすい問題として，摂食障害やリストカットなどがありますが，その多くが身体にかかわっている傾向があるのが特徴です．さらに，この年代は，

男女ともに容姿や見た目を非常に気にすることが多く，とくに女性はその傾向が顕著に現れます．

Rousseau JJ は，その著書のなかで，「私たちは，いわば，2回この世に生まれる．1回目は存在するために，2回目は生きるために．はじめは人間に生まれ，つぎに男性か女性に生まれる」と思春期を表現しています[41]．

「女性に生まれる」出発点が思春期です．この時期，若い成年期女性に好発する精神障害に，摂食障害，境界性パーソナリティ障害，また男女ともに発症する身体表現性障害が挙げられます．

以下にそれぞれの特徴と注意点について述べます．さらに口唇領域は母子関係を通して，発達のもっとも初期の段階に心の発達の基礎を形成する器官のため，歯科治療は心にとって退行（発達の初期の段階に戻ること）を促しやすい状態であるということを念頭におく必要もあります[42]．

b．摂食障害

摂食障害は精神疾患のなかでもっとも性差が認められる疾患で，わが国におけるその男女比は1：20といわれており，好発年齢は思春期から若い成年期であると報告されています[43]．

摂食障害には大きく分けて「拒食症」と「過食症」があります．拒食症の多くはダイエットが引き金となり，急激に体重が減少し，無月経，心拍数低下，便秘，認知力低下が起こることもあり，さらに進んで深刻な栄養失調をきたし，死にいたることもあります．

一方，下剤乱用や自己誘発嘔吐などの極端に体重を減らす行為を示すのが過食症です．この2つの症状を同時にもつ人もまれではありません．

c．痩身願望とその原因因子

わが国の若い現代女性の多くに痩身願望がみられることは数々の研究から報告されています．金本ら[44]の調査では，女子高校生（平均年齢16.7歳）の61.6％が理想とする身長は実際より2.5cm高いのに対し，理想とする体重は4.6kg低く，BMI（＝体重〈kg〉÷身長〈m〉の2乗）はやせ形に分類される18.5未満になります．また普通体型に分類されるグループの30％以上が自分を肥満だと感じているようです．

女子中学生でも同様の結果が出ており，63.2％は普通体型にもかかわらず，自己評価では39.5％しか普通体型と評価せず，実際の肥満は10％程度に対し，自己評価では肥満と感じている中学生は52.6％であったとしています[45]．

一方，男子学生では，実際と自己評価はほぼ近い値になり，こうしたことからも痩身願望が思春期女子に特異的にみられる現象であることがうかがわれます．

前川[46]の研究から痩身願望を説明する因子として，「メディアの影響」「痩せに対する価値観」「友人の痩せ志向」が明らかになり，なかでももっとも大きな因子は「痩せに対する価値観」や「体型に関する指摘」であり，思春期女性にとって個人の趣向や周囲からの目を気にすることが大きく影響していることが示されています．

d．思春期の痩身傾向が口腔に与える影響

摂食障害や痩身願望によって，成長著しい思春期に咀嚼回数が減少すると，顎骨や咀嚼筋の発育が抑制される可能性が高くなります．また唾液分泌も減少し，口腔内の自浄性の低下をまねくため，プラークが蓄積，口腔細菌が増殖し，う蝕・歯肉炎のリスクが高まります．

表2-3に示したように2011年時点でも10〜14歳で34.70％，15〜19歳で63.71％と依然，思春期の多くの者にう蝕が認められ，またこの時期は生活習慣が変わりやすいため，生活の乱れが生じやすく，保護者の管理下である幼児期や学童期と比べて十分にう蝕が抑制されておらず，生活習慣指導の必要性が示唆されます．

e．身体表現性障害

いくつかのタイプがあり，そのなかで若い女性に多くみられるのが恐怖症です．その根底には，低い

第2章

表2-3 現在歯に対するう歯の割合（厚生労働省歯科疾患実態調査より引用改変）

年齢	1987年	1993年	1999年	2005年	2011年
5～9歳	43.30%	36.30%	24.30%	14.60%	10.00%
10～14歳	90.40%	86.40%	69.70%	57.70%	34.70%
15～19歳	97.50%	94.90%	88.90%	73.90%	63.71%

- 過食症の患者の場合，胃液が長時間口腔内にある状態のため，酸蝕症にも注意が必要．
- 口臭も生じやすくなり，思春期に起こりやすい精神的症状のひとつである対人恐怖症をさらに悪化させることにもつながることが考えられる．

自己評価や外見に対してのコンプレックスが潜んでいます．対人恐怖症，自己臭恐怖症，身体醜形恐怖症，自己視線恐怖症などもこれに含まれます．

f．境界性パーソナリティ障害

感情の不安定さをともない，結果を考慮せず衝動に基づいて行動する傾向が著しい障害で，情緒不安定パーソナリティ障害とほぼ同等の概念です[47]．

患者の多くは問題行動などで受診し，精神的治療の過程で発見されます．歯科診療などで複数の治療者がこうした患者にかかわる場合には，スタッフ間で，その対応を統一することが必要です．

10．女性である自分へのエール

女性にとって思春期とは，人生のさまざまな局面に内在する「両立」問題に最初にぶつかる出発点とも考えられると思います．つまり将来的に「わたしである自分」と「女性である自分」のバランスを取るための基礎として，「わたしになること」と「女性になること」を確立していく時期とも言い換えられます．もちろん，そこには精神的なことと身体的なこと，さらに社会的なことが相互に絡み合い，そのすべてを何とかこなしていくバランス感覚がとても大切なファクターのような気がします．

個の確立によってアイデンティティーを成熟，進化させていくこと，つまり男女共通の「わたしである自分」と，他者との関係性によってアイデンティティーを確認し，成熟させていくこと，すなわち「女性である自分」をつねに並行して存在させることは，女性の現代のライフサイクルでは公私ともに多くの場面で求められます．

しかし，この困難をともなう「両立」を成し遂げているのもまた先輩女性たちです．今，彼女たちもその第一歩を踏み出している過程にある思春期女性と考え，エールを送りながら，見守っていくことも周囲の先輩女性の責務とも思います．

歯科治療では，患者は横になり，もっとも幼い頃の記憶を呼び戻しやすい状態になっています．最近では，個室やチェアーが各ブースに区切られ，よりプライベートを重視した環境になっており，患者サイドに立ってみるとプライベートな問題を話しやすい状況になっています．

このような治療環境のなかで，思春期女性の患者たちの生の声，なかには，両親にはなかなか打ち明けられないような「ひみつ」を含んだ「告白」を聞く機会も年々増えてきているように感じます．

こうした環境は一見，複雑な状況を発生させやすいと感じることもありますが，見方を変えれば，とくに女性として先輩である，多くの女性歯科医師，歯科衛生士にとって，患者とのコミュニケーションを通してより緊密な信頼関係を築ける環境といえるでしょう．またそれは各個人にあったオーダーメイドの医療を提供するうえでも重要な過程ではないかと思います．

参考文献

1. 久米美代子，飯島治之．ウーマンズヘルス女性のライフステージとヘルスケア．東京：医歯薬出版．2007．51．
2. 日本産婦人科用語集 解説集．第2版．東京：金原出版．1997．
3. 吉沢豊予子(編)．女性生涯看護学．東京：真興交易(株)医書出版部．2004．92．
4. 廣井正彦．生殖内分泌委員会報告 わが国思春期少女の体格 月経周期.体重変動．希望体重と相互関連について-アンケートによる．日産婦科会誌．1997；49：367-377．
5. 久米美代子，村上より子，小川久貴子．中学生の健康啓発支援システムの開発．科学研究費補助金基盤研究B 研究成果報告書．2006．29．
6. 厚生労働省．平成23年歯科疾患実態調査結果について．http://www.mhlw.go.jp/toukei/list/62-23.html. accessed for Dec12, 2012.
7. Armitage GC.Development of a classification system for periodontal diseases and conditions. Ann Periodontol. 1999；4：1-6．
8. 日本歯周病学会．歯周病の診断と治療の指針．第1版．東京：医歯薬出版．2007．2-7，23．
9. 米田栄吉，鈴木敬子，佐伯訓子，堀内博．CPITNによる女子中高生の6年間の歯周疾患調査．日歯周誌．1988；32：400-410．
10. Tanner JM. Growth at Adolescence. ed. 2．Springfield.IL.1962. Charles C Thomas.
11. William R Proffit(著)，作田 守(監修)，高田健治(訳)．プロフィトの現代歯科矯正学．東京：クインテッセンス出版．1989．79．
12. Woodside DG.Data from Burlington growth study. Cited in the activator. In Salzmann. J. A:Orthodontics in daily practice. Philadelphia. 1974. J.B. Lippincott Co.
13. Moyers RE，et al.Standard of human occlusal development. Ann Arbor. 1976. University of Michigan. Center for human growth and development.
14. William R Proffit(著)，作田 守(監修)，高田健治(訳)．プロフィトの現代歯科矯正学．東京：クインテッセンス出版．1989．83-84．
15. 崔 庸玄，佐藤亨至，三谷英夫．チンキャップ治療後に前歯部反対咬合の再発を生じた下顎前突症の顎顔面成長変化の特徴．日矯誌．1999；58：1-14．
16. 武内健二郎．開咬者ならびに過蓋咬合における顔面のVertical growth- 頭部X線企画写真法による研究．阪大歯誌．1978；23：17-41．
17. William R Proffit(著)，作田 守(監修)，高田健治(訳)．プロフィトの現代歯科矯正学．東京：クインテッセンス出版．1989．93．
18. Moorrees CFA, Chadha JM. Available space for the incisors during dental development-a growth study based on psysiologic age. Angle Orthod.1965；35：12-22．
19. 日本顎関節学会．顎関節疾患および顎関節症の分類(改定案)．日顎誌．1996；8：113-126．
20. 顎機能障害の診療ガイドライン．補綴誌．2002；46(4):599-600．
21. American Academy of Orofacial Pain. In: McNeill C. ed. Temporomandibular disorders-Guidelines for classification. assessment and management. 1-141. Chicago: Quintessence. 1993.
22. Charles MeNeill(監修)，Greg Goddard. 和嶋浩一，井川雅子(著)．TMDを知る．—最新顎関節症治療の実際—．東京：クインテッセンス．1998．16．
23. Levitt SR,Mckinney MW. Validating the TMJ scale in a national sample of 10,000 patients：Demographic and epidemiologic characteristics. J. Orofacial Pain.1994；8：25-35．
24. Howard JA. temporomandibular joint disorders, facial pain and dental problems of performing artists. In Sataloff. R.. Brandfonbrener. A.. Lederman. R.. eds.. Textbook of Performing Arts Medicine. New York: Raven. 1991；111-169．
25. Koidis PT,Zarifi A,Grigoriadou E,et al. Effect of age and sex on craniomandibular disorders. J. Prosthet Dent.1993；69：93-101．
26. Lipton JA, Ship JA.Larach-Robinson D. Estimated prevalence and distribution of reported orofacial pain in the United States. J. Am. Dent. Assoc.1993；125：125-135．
27. Osterberg T, Carlsson GE, Wedel A, et al. A cross-sectional and longitudinal study of craniomandibular dysfunction in an elderly population. J. Craniomandibular Disord Facial Oral Pain. 1992；6：237-246．
28. Greene CS.Tempolomandibular disorders in the geriatric population. J. Prosthet Dent.1994；72：507-509．
29. Kaunisaho K,Hiitunen K,Ainamo A. Prevalence of symptoms of craniomandibular disorders in a population of elderly inhabitants in Helsinki. Finland. Acta Odontol Scand.1994；52：135-139．
30. Annett GW, Milam SB, Gottesman L. Progressive mandibular retrusion-Idiopathic condylar resorption. Part I Am J orthodont Dent fac Orthop 1996；110：8．
31. Annett GW, Milam SB：Progressive mandibular retrusion-Idiopathic condylar resorption. Part II Am J orthodont Dent fac Orthop 1996；110：117．
32. Wolford LM, Cardena SL：Idiopathic condylar resorption：Diagnosis, Treatment protocol, and outcomes. Am J Orthod 1999；116：667．
33. Abuvaker AO, Arslan W, Sotereanos GC：Estrogen and progesterone receptors in the temporomandibular joint disk of symptomatic and symptomatic patients. J Oral Maxillofac Surg 1993；51：1096．
34. 高橋裕子．思春期の喫煙．特集歯科衛生士がサポートしたい思春期の口腔と全身の健康．歯科衛生士．2012；36(6)：26．
35. 厚生労働省，公益財団法人健康・体力づくり事業財団．厚生労働省の最新たばこ情報．成人喫煙率・JT全国喫煙者率調査(日本専売公社，日本たばこ産業株式会社による調査より)．2015．
36. Butler NR,Goldstein H.Smoking in pregnancy and subsequent child development. Br Med. 1973；Dec8,4(5892)：573-575．
37. Andersen FS, et al. Is smoking a promoter of the menopause? Acta Med Scand. 1983；212：137-139．
38. Puranik R,Celemajer DS: Smoking and endothelial function. Prog Cardiovascular Dis.2003；45：443-58．
39. Erikson EH.The life cycle completed. WW Norton & Company. New York. 1982/ 村瀬孝雄．近藤邦夫(訳)．ライフサイクル．その完結．みすず書房．1989．
40. 久米美代子，飯島治之．ウーマンズヘルス女性のライフステージとヘルスケア．東京：医歯薬出版．2007：132-133．
41. ルソー(著)，今野一雄(訳)．エミール．東京：岩波書店．1962．
42. 川口陽子，土屋和子．ライフステージからみた患者さんのからだとこころ．デンタルハイジーン別冊．東京：医歯薬出版．2005．86-87．
43. 久米美代子，飯島治之：ウーマンズヘルス女性のライフステージとヘルスケア．東京：医歯薬出版．2007．146．
44. 金本めぐみ，横沢民男，金本益男．思春期女性の身体意識と食行動に関する研究．東京：上智大学体育．2005；38：1-9．
45. 宮嶋郁恵，小宮秀一．思春期前期男女における痩せ願望と身体組成．福岡：福岡女子短大紀要．2004；64：43-51．
46. 前川浩子．青年期女子の体重・体型へのこだわりに影響を及ぼす要因．親の養育行動と社会的要因からの検討．パーソナリティ研究．2005；13(2)：129-142．
47. American Psyciatic Association.Diagnostic and Statistical Manual of Mental Disorders（4 th ed. text revision）．2000/ 高橋三郎ほか(訳)．DSM-IV-TR 精神疾患の診断・統計マニュアル．東京：医学書院．2002．

コラム3　思春期の多忙な子どもたち

　かつて歯科医院は「できれば行きたくない所のベスト5」には入るぐらいの悪いイメージがあったと聞きますが，歯科恐怖の強い親であったとしても，わが子のためなら歯科の定期健診に子どもを連れてきてくれます．

　ところが，小学校卒業時まではコンスタントに継続できていた定期健診が，子どもが中学生となるとクラブ活動や塾通いなど，大きな生活環境の変化によって通院が途絶えてしまうケースが少なくありません．

　久しぶりに受診にきたかと思うと，学校歯科検診の用紙とともに，口腔内は多量のプラークが沈着して，とくに上顎前歯部の隣接面う蝕や歯頸部の白斑，第二大臼歯では上顎頬側や下顎咬合面のう蝕，さらに歯肉炎も併発して定期管理ができていた口腔内が残念な状態となっていて，筆者はがっかりすることがあります．

　治療より先にブラッシング（セルフケア）の確立と生活・食習慣の改善という基本的な問題解決が大切であることを説明しても，「土日もクラブの練習や試合があって歯科にはこられないので，今日は1本でもいいから治療をしてください」とお願いをされて困ってしまうことがあります．

　おそらく，読者の先生方も同じような経験があり，大人以上に多忙な思春期の子どもたちの口腔内をいかに守るかという大きな課題があることを痛感されてるのではないでしょうか．

　一方で，中学・高校生になってもコンスタントに定期健診を継続し，初診からの回数が50回以上を超えているという子どもたちも多くいます．さらに大学に進学して故郷を離れても「ここ以外はかかったことがないし，別の歯科医院は怖くて行けない」と嬉しいことを言ってくれ，帰省した際には必ず定期健診にきてくれる子どもたちもいます．このような子どもたちに共通しているのは，セルフケアが行き届き，歯並びも良く，カリエスフリーを達成できていること，そして保護者自身も熱心に定期健診に通っていただいているということだと思います．

　思春期の子どもたちの歯を守るためには，小学生時代の定期健診を最大限に活用して，セルフケアのためのブラッシング技術の習得と咬合の育成，そしてセルフケアの行いやすい口腔環境とするため，必要があれば矯正歯科治療を行うことができれば理想的であると考えます．

　小児矯正歯科治療はう蝕そして歯周病に対して「究極の予防歯科」であると言えます．私費診療のため高額で治療期間，保定期間を合わせ長期の治療となりますが，審美面のみならず心理的なコンプレックスも解消され，セルフケアの行いやすい口腔内はその子の一生の健康を守る財産となるでしょう．

（医療法人緑風会ハロー歯科：滝川雅之）

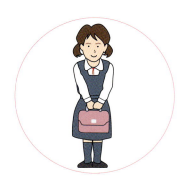

女性患者さんを診る
―少女期～妊娠期～高齢期までの歯科医療のかんどころ―

第3章 成熟期

滝川雅之／大森一弘

第3章

1．成熟期

　成熟期とは一般に「思春期が終了して更年期の兆候が始まるまでの時期」とされています．成熟期の女性では，卵巣機能がもっとも活発に働き生殖性が高まります．社会的には，仕事をしたり，結婚して妊娠・出産さらに子どもを育てたりするなど，きわめて活動的な時期といえます．

　家事・育児の役割や仕事面でも責任が増してくる時期でもあり，ストレスや不規則な生活でホルモンバランスが崩れやすいため，心身に対する配慮が必要です．

　とくに，はじめて妊娠した女性にとって，妊娠初期のつわりや身体の劇的な変化に戸惑いや不安を抱くことが多く，精神的にも不安定となりやすい時期といえます．さらに，出産後の産褥期にはマタニティーブルーズ（maternity blues）や育児不安など，妊娠期以上に精神的に不安定となることが多く，周囲の温かいサポートが不可欠です．

　成熟期の女性患者の歯科治療を行う際には，とくに既婚女性に対しては妊娠の有無や可能性について治療を開始する前に確認しておくことが必要です．妊娠の可能性がある場合，妊娠初期4～11週頃の器官形成期には，歯科恐怖や痛みなどによる強いストレス，さらには，薬剤やエックス線が胎児に悪影響を及ぼさないように最大限に配慮しなければならな

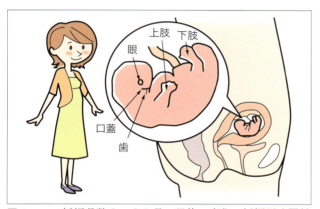

図3-1a　妊娠月数2～3か月．母体の変化＝妊娠反応陽性（4週以降），つわり症状開始（4～7週頃），尿中hCG最高値（10週）．胎児の成長＝中枢神経・心臓形成開始，胎児心拍がもっとも速くなる（9週頃）．注意すべき主な異常＝各種器官形成期．催奇形因子で奇形リスク上昇，葉酸不足で二分脊椎，妊娠悪阻．

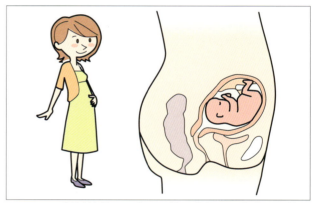

図3-1b　妊娠月数4か月．母体の変化＝心拍数，心拍出量増加，つわり症状消失（12週頃から）．胎児の成長＝胎盤完成．注意すべき主な異常＝切迫流産，後期流産．

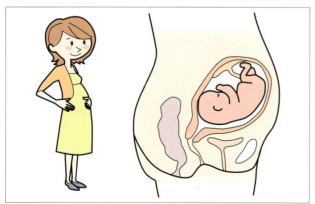

図3-1c　妊娠月数5か月．母体の変化＝子宮の増大により，胃，肺が圧迫され息切れが生じるようになる．胎児の変化＝聴覚機能がほぼ完成，超音波で外性器の性差がわかるようになる．注意すべき主な異常＝切迫流産，後期流産．

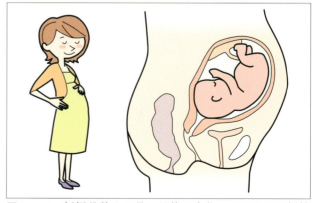

図3-1d　妊娠月数6か月．母体の変化＝インスリン抵抗性が上昇し始める，胎動を感じ始める．注意すべき主な異常＝妊娠高血圧症候群，妊娠糖尿病，血液型不適合妊娠．

いからです.

そのためには，問診あるいは初診時のカウンセリングに十分な時間をかけ，患者の心身の状況および職業，家庭での生活環境や家族のことも含めた背景を深く理解し，信頼関係を確立したうえで診療を進めていくことが理想的です.

成熟期の女性にかぎったことではありませんが，誰に対しても患者自身の話をよく聞くこと(傾聴)が信頼関係を築くスタートです．診断や治療に直接的に関連する事項のみの簡単な問診で終わるのではなく，普段の何気ないコミュニケーションも意識して時間をかけることが望ましいでしょう．同性である歯科衛生士や歯科助手，受付などのスタッフとの会話のなかに，患者の重要な情報や思い(本心)が語られることも多く，これらのスタッフを介して患者の情報を聞き取ることが必要となります.

2. 妊娠期の歯科治療

a. 妊婦期における特徴

図3-1に妊娠初期から末期までの母体と胎児の様子や妊娠各期において注意すべき主な合併症などをまとめています[1].

妊婦の身体的変化を理解するうえで，妊娠中に胎盤から産生される女性ホルモンの特徴と分泌の動態を基本的に理解することが重要であり，本章でも妊娠経過にともなうホルモンの変化について簡単に解

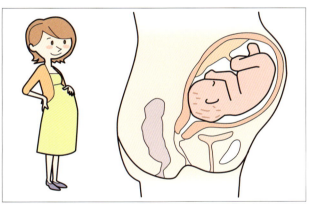

図3-1e 妊娠月数7か月．母体の変化＝心拍出量が最大になる．胎児の変化＝肺の構造完成．注意すべき主な異常＝切迫早産，早産(22〜37週未満)，子宮内胎児発達遅延.

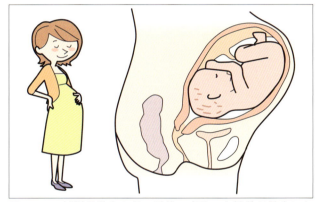

図3-1f 妊娠月数8か月．母体の変化＝心拍数が最大になる．胎児の変化＝音刺激による心拍数の増加，母体からIgGの移行が増加．注意すべき主な異常＝切迫早産，妊娠高血圧症候群，妊娠糖尿病，常位胎盤早期剥離，前置胎盤.

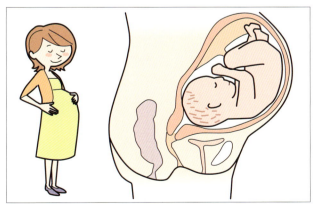

図3-1g 妊娠月数9か月．母体の変化＝循環血液量が最大となる．貧血，水血症傾向となる．胎児の変化＝肺が成熟．注意すべき主な異常＝32週未満の早産児は合併症のリスクが高い.

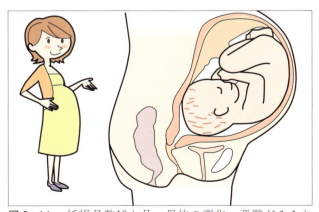

図3-1h 妊娠月数10か月．母体の変化＝産徴がみられることがある．胎児の変化＝すべての器官が完成する(図3-1a〜h：参考文献1より引用改変).

説します．

つぎに妊婦の身体的変化として循環器，消化器，呼吸器系などの変化について説明するとともに，とくに妊婦の口腔内変化についても述べていきます．

b．胎盤ホルモン

図3-2に示すように，妊娠を維持するために胎盤からは蛋白ホルモンであるヒト絨毛性ゴナドトロピン（hCG）とヒト胎盤性ラクトゲン（hPL），ならびにステロイドホルモンであるエストロゲン（E）とプロゲステロン（P）が産生されます．

排卵後の黄体は，妊娠が成立すると胎盤から産生されるhCGの作用によって妊娠黄体に変化し，女性ホルモン（E,P）の産生が増加します．

その後，妊娠7週頃からは両ホルモンの産生場所が妊娠黄体から胎盤へと移行し，出産まで分泌量が著しく増加します．そして，分娩後に胎盤が排出されると，産褥期には母体血中におけるこれらの胎盤ホルモンの濃度は急激に減少します．その後，減少した女性ホルモンは分娩後6〜8週頃には妊娠前の正常レベルにまで回復します．

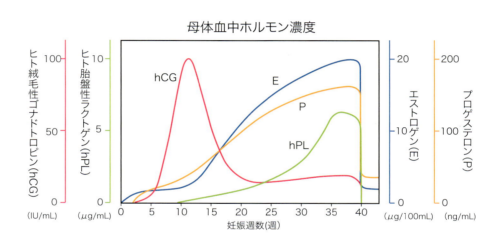

図3-2 胎盤ホルモンの産生動態（参考文献2より引用改変）．

表 3-1　妊婦における各器官の変化(参考文献3より引用改変)

器官	変化の傾向	妊娠による変化
循環器	循環器血液量↑ 降圧系↑	循環血液量↑⇒血漿：約40%↑，赤血球：約20%↑ 　　　　　　⇒ RBC,Hb,Ht が見かけ上↑⇒水血症 　　　　　　⇒鉄欠乏性貧血 末梢血管抵抗↑⇒血圧→〜↓
血液	凝固系↑，線溶系↓ 分娩時出血に備えるため	WBC↑(9,000〜12,000/μL)多核白血球，骨髄球の増加 血液凝固能↑⇒血小板→フィブリノゲン・凝固系↑，赤沈↑ 線溶系↓⇒ DIC の危険性↑
消化器	減弱	妊娠初期につわり(悪心，嘔吐) 消化管運動↓⇒便秘，痔
呼吸器	亢進	腹式呼吸⇒胸式呼吸：子宮による横隔膜挙上のため 呼吸数↑，1回換気量，残気量↓
腎・泌尿器	亢進	腎血液量↑⇒腎肥大，糸球体濾過率(GFR)↑ GFR↑⇒血液尿素窒素(BUN)・血清クレアチニン値・血清尿酸値↓ 子宮による膀胱圧迫・GFR↑⇒頻尿
内分泌	亢進	甲状腺軽度肥大 ⇒甲状腺機能，基礎代謝↑ 副腎でのコルチゾール排出↓⇒コルチゾール血中濃度↑ エストロゲン・プロゲステロン↑ ⇒卵胞刺激ホルモン(FSH)，黄体形成ホルモン(LH)↓ 下垂体前葉肥大 ⇒プロラクチン分泌
代謝	基礎代謝↑ 耐糖能↓ 脂肪代謝↑ タンパク質代謝↑	糖代謝：インスリン抵抗性↑⇒高インスリン血症 脂質代謝：コレステロール↑，遊離脂肪酸(FFA)↑ タンパク代謝：異化・同化↑

(↑＝亢進／↓＝抑制)

c. 妊娠期における身体の変化

表3-1は，妊婦における各器官，心身の変化について簡単にまとめたものです[3]．図3-3は妊婦の不快症状を示したものですが，身体の各所においてさまざまなトラブルが生じる可能性があることを理解したうえで，歯科治療時において妊婦に適切な配慮ができるようにしなければなりません．

d. 妊娠時の口腔内変化

妊娠期は女性のライフステージにおいて，ダイナミックな心身の変化が出現する特別な時期であるといえます．胎盤から産生される女性ホルモンであるエストロゲン(E)，プロゲステロン(P)が急激に上昇し，それにともない口腔内にもさまざまな変化が出現します．

さらに，妊娠初期につわり症状が顕明に現れた場合には，生活・食習慣が乱れがちになることに加え，嘔気によって歯磨きが十分にできず，口腔内環境が悪化しやすくなります．さらに妊娠後期には増大した子宮に胃が圧迫され，少量の食事しか摂ることが

第3章

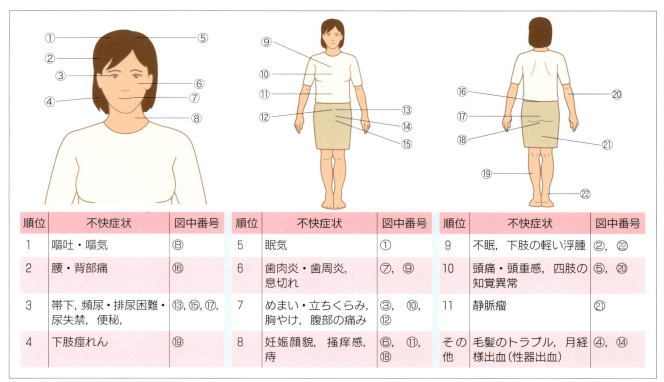

図3-3 妊婦の不快症状（参考文献4より引用改変）．

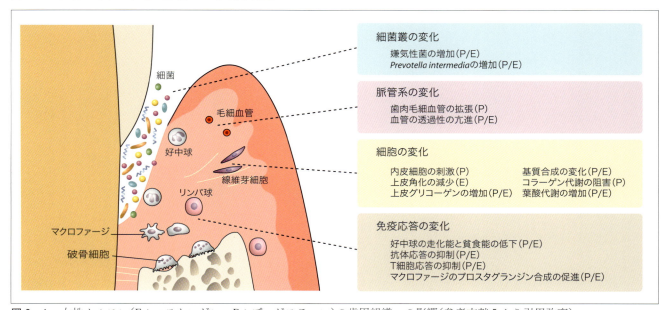

図3-4 女性ホルモン（E：エストロゲン，P：プロゲステロン）の歯周組織への影響（参考文献5より引用改変）．

できないため，食事（間食）の回数が増え，唾液緩衝能が低下することも重なり，う蝕発症リスクが高まるといわれています．

また亢進した女性ホルモンの影響で，歯周組織における細菌叢，脈管系，細胞機能および免疫応答が変化して，歯肉が顕明に発赤，腫脹し，妊娠性エプーリスが発症するなど，口腔内の変化が生じやすくなります[5]（図3-4）．

以下に，歯肉炎やエプーリスなど，妊娠期に発症リスクの高まる口腔内疾患を解説していきます．

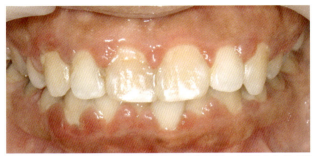
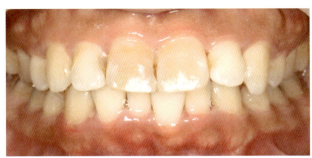

図3-5a 歯肉炎（初診時）．患者は32歳妊婦．妊娠6か月（第1子）．上下前歯部の歯間乳頭に著しい発赤・腫脹が認められる．

図3-5b 図3-5aの患者の妊娠9か月時の口腔内．歯周基本治療中．ブラッシング指導と適切な口腔衛生管理によって，歯肉の炎症症状は，顕著に改善した．

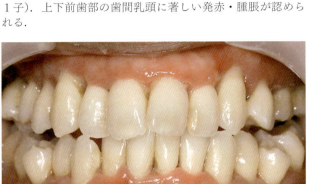
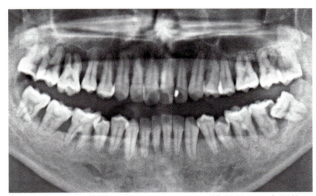

図3-5c, d 歯周炎（侵襲性歯周炎）．患者は31歳主婦．全顎的に歯肉の炎症，歯の動揺が著しい．エックス線所見では全顎的に顕明な歯槽骨の吸収像が認められる．妊娠時には適切な口腔衛生管理が必要である．

3. 妊娠期に発症リスクの高まる口腔内疾患

a. 妊娠性歯肉炎・歯周炎

妊娠期には妊娠前の数百倍にも亢進した女性ホルモンの影響によって，妊婦の半数以上に歯肉の発赤，腫脹や出血などの炎症症状が著明となります（図3-5a, b）．

さらに妊婦が重度の歯周炎の場合，早産や低体重児出産となるリスクが高まることが報告されており，これらのトラブルを予防するために適切な歯周治療が必要となります[6,7]．

最近では，妊娠時の歯周炎が妊娠糖尿病や妊娠高血圧症候群などの合併症とも関連することが報告[8,9]されていて，妊娠期の口腔衛生管理の重要性が注目されています．

また若年から発症する侵襲性歯周炎患者が妊娠した場合には，妊娠中に歯周炎が急速に進行してしまう危険性があるため，積極的な歯周治療が必要となります（図3-5c, d）．

とくに歯の動揺が増すことによる二次性咬合性外傷に対しても，咬合調整や暫間固定を行うなどの適切な対応が必要です．

b. 妊娠性エプーリス

妊娠期に歯肉から生じる有茎性の良性腫瘍を妊娠性エプーリスと呼びます（図3-6）[10]．歯間乳頭や上顎の口腔前庭部などに好発し，発症率は妊婦の0.1～1.2％といわれています．妊婦における口腔内の変化のなかでもっとも特徴的な疾患です．

発症原因は不明ですが，細菌性プラーク，歯石，不適合修復物，叢生などの局所刺激因子が誘因とな

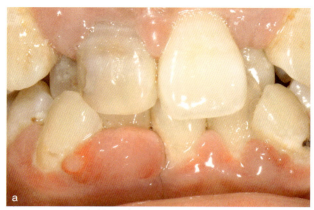 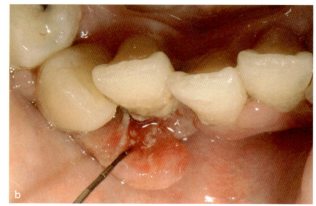

図3-6a,b　妊娠性エプーリス．患者は25歳妊婦．妊娠9か月（第3子）．2|3の唇側の歯冠乳頭部に有茎性の腫瘤が認められる．

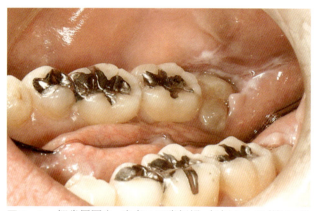 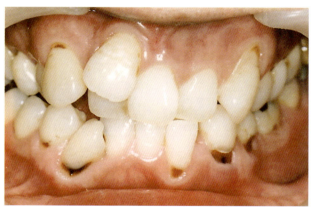

図3-7　智歯周囲炎．患者は28歳妊婦．妊娠7か月（第1子）自発痛ならびに|8周囲の歯肉の発赤・腫脹，排膿と軽度の開口障害を認めた．

図3-8　う蝕．患者は35歳妊婦．妊娠7か月（第3子）．歯科恐怖と育児が多忙で多数のう蝕歯が放置されていた．

ることに加え，亢進した女性ホルモンの歯周組織代謝系および脈管系などに及ぼす影響が，エプーリスの発症および増大に関与すると考えられています．

とくにプロゲステロンにはコラゲナーゼの抑制作用があるため，コラーゲンの蓄積が腫瘤の増大に関与する可能性が示唆されています[5]．

病理組織学的には肉芽腫性で，出産後にホルモンバランスが正常に戻ることによって自然消失することが多いとされています．ただし，残存的に線維性に移行することもあるので，症例によっては出産後に外科的切除が必要となる場合もあります．一方，妊娠中では切除を行っても不十分な場合，再発することが多いようです．

c．智歯周囲炎

妊娠期は智歯の萌出時期と重なることもあり，さらに，亢進した女性ホルモンの影響による歯肉腫脹も重なり，智歯周囲炎をきたすことが多くあります（図3-7）．症状としては，歯肉腫脹や歯周ポケットからの排膿，疼痛や開口障害などが出現します．

智歯周囲炎が発症した場合，通常は鎮痛剤ならびに抗生剤の投与，消炎後の抜歯などで対処しますが，とくに妊娠初期は投薬や外科処置に制限がありますから，胎児への影響を配慮したうえで，適切な消炎処置を図ることが必要です．安定期には抜歯を行うことも可能ですが，必ず産婦人科医に照会を行い，患者ともよく相談したうえで処置方針を決定することが望ましいでしょう．

半埋伏智歯など，トラブルが生じる可能性の高い

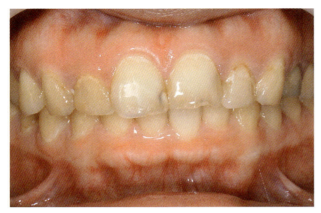
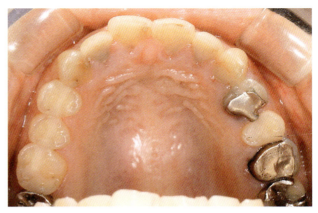
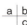
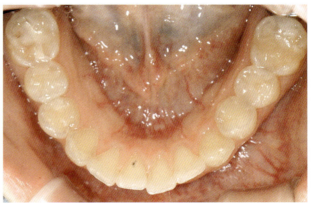

図3-9 a〜c 酸蝕症と知覚過敏症．患者は28歳の妊婦，妊娠5か月（第1子）．妊娠前から歯ぎしりならびに酸蝕症と思われる咬耗があった．妊娠初期のつわりによる嘔吐もあり，冷水痛が顕著となった．

歯の外科処置は，あらかじめ妊娠前にすませておくことが理想的であることはいうまでもありません．

また著しい自発痛や顎部腫脹など，重篤な症状においては速やかに大学病院の口腔外科などに紹介することも必要です．

d．う蝕

妊娠中はつわりによる口腔内環境の悪化や間食回数の増加，さらに唾液緩衝能の低下などが重なり，う蝕の発症リスクが高まります（図3-8）．しかし，冷水痛などの自覚症状が生じても，妊娠中は治療に対する不安や胎児に対する悪影響を心配して歯科受診を躊躇し，さらに出産後も育児が多忙となり長期にわたり放置されてしまうケースが多いのが現状です．

う蝕が歯髄炎にまで進行し，激しい自発痛が生じた場合では，妊娠中となると治療に困難をともなう場合も多いです．したがって，妊婦には自覚症状がなくても妊婦歯科健診を受けることを広く啓発することが大切です．また，う蝕細菌の母子伝播予防の観点からも，妊娠中に適切なう蝕治療ならびに予防処置を行うことが理想的でしょう[11]．

e．酸蝕症・知覚過敏症

つわりは，妊娠初期に妊婦の半数以上が一般的に経験するものといわれています．これは一時的なものであり，つわりによる嘔吐は酸蝕症の主要な危険因子とは考えられていません．

しかし，難治性で妊娠後期になっても嘔吐が解消しない場合（妊娠悪阻）には，脱水による唾液分泌減少も重なり，酸蝕症を生じることにもなり得ます[12]（図3-9）．

また酸蝕により歯頸部などに知覚過敏を生じやすくなります．さらに，嘔吐に加え，つわりにより柑橘類，清涼飲料など，酸蝕を引き起こすリスクの高い酸性食品の摂取頻度が増える場合にも注意が必要です．

第3章

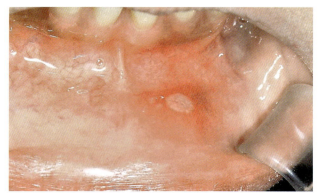

図3-10 口内炎．患者は31歳の妊婦．妊娠7か月（第1子）．

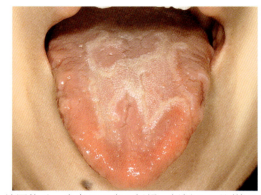

図3-11 地図状舌．患者は29歳の妊婦．妊娠6か月（第2子）．舌に地図状の斑紋がみられる．疼痛などの自覚症状はない．

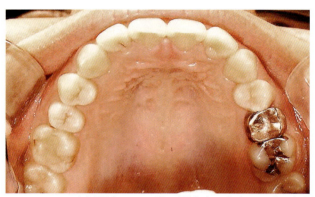

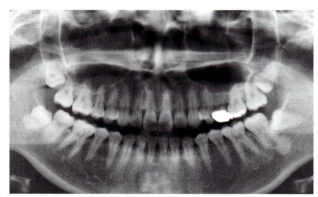

図3-12a, b 上顎洞炎による歯の関連痛．患者は27歳の妊婦．妊娠6か月（第1子）．a：上顎右側臼歯部（7 6 5｜）の咬合痛を主訴に来院．右側の鼻水や頭痛，歩くと歯に響くなど急性上顎洞炎の症状が確認された．b：パノラマエックス線上で右側上顎洞のエックス線不透過性の亢進が認められた．

a｜b

f. 口内炎

口腔内や舌の粘膜に生じた炎症を口内炎と呼び，接触痛をともなう灰白色で円形の潰瘍を呈します（図3-10）．

口内炎の原因はウイルス感染，ビタミン不足，精神的ストレス，免疫学的異常など諸説があり，その予防法には確固たる定説はありません[13]．

妊娠中には口腔清掃不良，ホルモンバランスの変化，偏食による鉄分やビタミン不足，免疫系の変化（細胞性免疫応答の抑制），全身状態の不良などから口内炎が生じやすく，治癒が長引くことがあります．対処法としては，口腔内を清潔に保ち，口内炎用軟膏（アフタゾロン®）やパッチの塗布，ビタミンB群の摂取およびレーザー照射などが有効とされています．

g. 地図状舌

舌に地図状の斑紋を生じる疾患で，舌背，舌縁，舌尖など広域に出現します（図3-11）．体質異常，心身のストレス，内分泌障害，ビタミンB不足，遺伝などが関係しているとされていますが，原因は定かではありません．

生活・食習慣の変化やホルモンバランスの影響などで，とくに妊娠期や産褥期に見受けられることが多い疾患です．

舌には痛みなどの症状がない場合がほとんどであり，あっても刺激物を食べたときに舌に違和感が生じる程度です．偏食や過労を避け休養を十分に取り，規則正しい生活を心がけ，刺激物を避けて含漱をするなど口腔内を清潔に保つように指示し，経過観察を行います．

h．口臭

妊娠時には歯肉炎の増悪ならびにつわりによる口腔内環境の悪化にともなって，口腔細菌由来の口臭が発生しやすくなります．また頻回な嘔吐があると，胃の内容物，胃酸が逆流し口臭が生じる可能性が高くなります．

一方，つわりの治まる安定期以降でも，唾液分泌が低下して口腔内が粘稠となると，違和感とともに口臭も増加します．このように妊娠時の口腔内の状態は妊娠前と比べて変化し，口臭が生じやすい環境となるため，つねに清潔な状態に保つことが必要です．

i．上顎洞炎関連の歯痛

妊娠期には胎児を維持するために細胞性免疫応答が抑制された特殊な免疫機構となるため，カゼなどのウイルス性疾患に感染しやすく重症化することも少なくありません．鼻粘膜の炎症が波及して上顎洞炎になることもあり，それに関連して複数の上顎臼歯部に自発痛や咬合痛を訴えることがあります（図3-12）．

該当する歯にう蝕や咬合性外傷などの明らかな原因が見当たらない場合には，カゼの既往，鼻水や頭痛，頬を押さえたときの痛みがあり，さらに，走ったり階段を下りたりするときに歯が痛く感じるようであれば，上顎洞炎が強く疑われます．

パノラマエックス線写真の撮影を行い，二次う蝕や根尖病巣などの問題もなく，上顎洞部のエックス線不透過性の亢進が認められるようであれば，診断を確定することができます．

このようなケースでは抗生剤の投与が必要となりますが，産婦人科あるいは耳鼻科に上顎洞炎の治療を依頼するのも良いでしょう．診断を誤り，不必要な健全歯の切削や抜髄を行うことがないように注意しなければなりません．

j．健全歯の原因不明疼痛

妊娠初期などに，まれに健全歯に原因不明の疼痛を自覚することがあります．妊娠期にみられるこの歯痛は上下顎の歯が同時に，または上下顎別々に現れることもあります．また，ブラッシングなどの刺激で，一過性の知覚過敏症状を自覚して，歯痛を訴える妊婦もいます．これらは多くの場合，しばらく経過観察をすれば自然に改善することが多いようです．妊娠したことで神経の興奮性が高まり歯髄充血をきたし，髄腔内の圧力が高まり神経が圧迫されることによって引き起こされるのではないかと考えられています[13]．

妊娠中のストレス増加によるブラキシズムやクレンチングによる咬合性外傷が関連していないか，歯のクラック，知覚過敏症，さらに歯肉炎による違和感などの関与の可能性も考慮しながら慎重に経過観察を行うことが必要で，むやみな歯の切削，抜髄は避けなければなりません．

また，診断のためのエックス線写真の撮影は，パノラマ，デンタル，バイトウイング法など，その必要性を十分に説明し，妊婦の了承を得たうえで積極的に行うのが望ましいと考えます．

4．妊娠時の歯科治療の留意点

妊婦の歯科治療を成功に導くためには，妊婦の身体的ならびに精神的状況を的確に把握し，信頼関係を早い段階で獲得することが第一の重要なポイントになります．女性の場合，妊娠期でなくても歯科治療に対する不安や恐怖心を抱く方は多く，とくに妊娠期には胎児への悪影響を懸念するあまり，歯に疼痛などの自覚症状があっても歯科受診を躊躇することも多いのが現状です．

したがって，そのような妊婦が歯科受診となった場合には，妊婦の不安な心理状態を十分に配慮したうえで，診療の基盤となる「安心・安全・信頼感」を感じてもらい，リラックスした状態での歯科治療の受診が不可欠となります．

以下に妊婦歯科治療時の留意点について述べていきます．

第3章

表3-2　妊婦に対する質問項目（参考文献14より引用改変）

①妊娠週（月）数，何人目か（上の子の年齢も），出産予定日，里帰り出産予定の有無

②通院する産科医院について：主治医の名前，緊急時連絡先の確認

③妊娠期合併症：つわりの有無と内容（妊娠初期の状態ならびに現状），お腹の張り（切迫早産），妊娠高血圧症候群，妊娠糖尿病，貧血，腰痛，便秘などの有無

④服用中の薬剤：切迫早産－リトドリン塩酸塩（ウテメリン®），貧血－クエン酸第一鉄ナトリウム（フェロミア®），便秘－酸化マグネシウム（マグミット®），B群連鎖球菌（GBS）感染症－ペニシリン系抗生物質（ビクシリン®）など

⑤妊娠中の生活・食習慣の変化の内容

⑥喫煙の有無：喫煙＆禁煙歴，家族の喫煙者の有無（とくにパートナーの喫煙の有無）

⑦その他：仕事をしている患者には職務内容やいつ頃まで働くかなど

a．初診・問診時の留意点

妊婦は清潔感や安全に対する意識が高まっていることが多いため，初診時に受ける医院の雰囲気（清潔，明るさ，騒音，匂い，安全性，受付の対応など）に関して好印象が得られるように，患者サイドに立ってチェックしてみることが必要です．とりわけファースト・インプレッションとしての受付や歯科衛生士の笑顔の挨拶や優しい声かけは重要で，問診の前に日常会話などを交わすことで，少しでもリラックスしていただけるように意識して明るく対応することを心がけましょう．

問診では，表情が伝わるようマスクをはずし，相手の目をみてじっくりと話を傾聴する姿勢が大切です．主訴に対する詳細な問診と全身疾患の有無などの一般的な質問項目に加え，妊婦関連の質問事項として表3-2のような項目を確認しておくことが望ましいです[14]．

妊婦が歯科治療を受ける前に不安を抱きやすい項目としては，エックス線撮影，薬剤使用，歯科麻酔などの胎児への安全性に関することが大半を占めています．「これから実際にどのような内容の歯科治療を受け，それらが胎児には影響しないのか」と不安に思うのは当然のことであり，今後の治療計画を含め安全性に関する十分な説明によってこれらの不安を解消し，了承を得たうえでないとつぎの治療ステップに進むことはできません．

簡潔でわかりやすい説明を行うために，当院では妊婦用として歯科治療に関するQ＆A形式のプリントならびにパンフレット（「ママと赤ちゃんの体とお口の健康BOOK」[15]：サンスター）を用いて，歯科治療を受ける際の不安を軽減するのに役立っています．

妊娠中は健康に対するモチベーションが高まる時期であり，とくにパンフレットは診療後でも妊婦患者が歯科疾患予防に関する要点を確実に理解できるように，妊娠期における自分自身の歯科情報のみならず，出産後における小児歯科に関する情報もかなり詳細に記載された内容のものを使用しています．

b．歯科治療時の留意点

妊娠期に歯科治療を行うのであれば，妊娠5～7か月頃の安定期がもっとも望ましいと言えます．ただし，安定期以外でも妊婦に歯科治療を行わなければならないケースは多くあり，個々の妊婦の体調に配慮して，決して無理をすることなく，安心・安全

成熟期

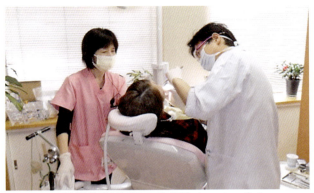

図3-13a　妊婦（妊娠後期）の診療時チェアーポジション．上体を45°程度傾けた半座位とする．

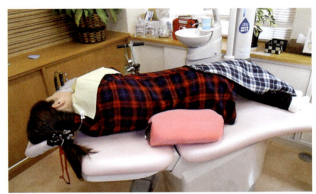

図3-13b　仰臥位性低血圧症候群となった場合に推奨される妊婦の体勢（左側を下にする）．

な治療を心がける必要があります．

　妊娠初期にはつわりによる体調不良や流産の危険性ならびに胎児に対する催奇形性などに対し注意が必要となります．応急処置ですませることが可能な場合は，本格的な治療は安定期まで延期することも良いでしょう．ただし，妊婦の歯肉炎は初期から顕著に現れることが多いため，初期からの適切な対応が望ましいと言えます．とくにつわりのときは歯磨きが十分にできないことが多く，無理をせず体調の良いときに小さめの歯ブラシや刺激の少ない歯磨剤を使用するなど歯磨きのコツをアドバイスするだけでも，セルフケアの向上を図ることができます．

　また，妊娠後期には貧血や腰痛，さらに切迫早産，妊娠高血圧症候群などの合併症に対する配慮が必要となります．そのため妊娠後期における歯科治療時には，とくに診療ポジションに留意する必要があります．すなわち，歯科チェアーを倒すときは水平位ではなく，妊婦の上体を45°程度傾けたぐらいの半座位で治療を行うのが望ましいです（図3-13a）．

　これは胎児の重みにより大静脈が圧迫されて起こる「仰臥位低血圧症候群」を防止するためです．治療はなるべく短時間を心がけ，うがいや休憩を頻回に取りながら妊婦の体調に配慮して進める必要があります．さらに，歯科麻酔後に気分が悪くなるケースが非常に多く，その対策として，痛みの少ない歯科麻酔を実施するなど（表面麻酔，33Gの細い注射針，電動麻酔器の使用），十分な配慮が不可欠となります．

　それでも貧血で気分が悪くなった場合の対応としては，図3-13bのように左側（大動脈側）を下にしてしばらく安静にしていれば，それだけで回復することが多いです．さらに，通院中の産婦人科医に連絡をとれば冷静かつ適切な指示を受けることもできます．ただし，妊婦患者にかぎらず，緊急時に最善の対応が取れるように，普段から緊急時マニュアルの整備やスタッフ全員で訓練などをしておくことも大切です．

5．つわりについて

　つわりは妊娠4週頃から始まり，多くの場合は12〜16週頃までには自然に消失します．ただし，つわりの症状や程度には個人差が大きく，非常に軽く，日常生活にほとんど影響を受けずにすむ妊婦もいれば，吐いてばかりで脱水症状となり，点滴治療や入院が必要となる妊婦（妊娠悪阻）もいます．

　つわりの原因としては，ホルモンや自律神経のバランスが急激に変化することが誘因となって引き起こされるのではないかと考えられていますが，いまだにその原因については明確にはされていません（表3-3，4）．

　以下に，3度の妊娠期間において，妊娠悪阻による嘔吐を繰り返した結果，上下顎前歯部に酸蝕症を発症した症例を示します．

第3章

表3-3 つわりとその対策（参考文献16より引用改変）

時期	妊娠4〜7週頃に始まり，12〜16週で自然に終わるとされているが，それ以降も継続する場合もあり，個人差が大きい．
頻度	妊婦の50〜80%
症状	悪心・嘔吐・食欲不振・胃もたれ・嗜好の変化，唾液量の増加，全身の倦怠感，眠気，頭痛，心理的不安定（個人差が大きい）．食物摂取が困難となり，治療の必要となる状態になったものを妊娠悪阻という．
原因	内分泌や代謝面の急激な変化が原因となり，自律神経失調を主とする精神的・心理的因子が誘因となって発生すると考えられるが，つわりの発生機序は不明である．また毒素となる食物を排除する目的のためという説もある．
対策	好きなものだけでも良いので，水分と食事の摂取を心がける．臭いが気になる場合は食物を冷やしてから食べてみる．枕元にクッキーなどをおいて，低血糖を防ぐ．ある程度のむかつきや吐き気は妊娠初期の自然現象なので，あまり気にしないように心がける．趣味など集中できることをみつける．生姜が嘔気症状の改善に効果があるとされている．

表3-4 つわり時の嗜好の変化（参考文献17より引用改変）

順位	食べたい食物	苦手な食物	苦手な場所・臭い
1	トマト	ごはん	タバコ
2	フライドポテト	にんにく	キッチン
3	スイカ	コーヒー	生鮮品売り場
4	リンゴ	マーガリン	冷蔵庫
5	グレープフルーツ	肉類	歯磨き粉
その他	炭酸飲料	タマネギ ほかに魚類	香水 ほかに化粧や整髪料の臭い

※タバコ，にんにくなどの口臭や香水・化粧などは歯科医療従事者も気をつけるべきである．

症例1：つわりが原因の酸蝕症[18]

初診時所見

患者は36歳の主婦．妊娠8か月（第3子）．初診日は2009年2月．現病歴は妊娠初期からつわり症状がひどく，食べては吐くことを繰り返していたとのこと．

初診時においても，つわりは解消せずに，嘔吐を繰り返し，歯磨きが十分にできない状況が続き，そのため口腔内の違和感や口臭，さらに食いしばりも自覚していました．

患者は重いつわり症状のため，かなりのストレスを感じ，夜もよく眠れない日があり，来院の数週間前から，上顎前歯部の冷水痛が著しくなったため，同部の精査を希望し，産婦人科医院（三宅医院・岡山市）に併設されている当院（ハロー歯科）を受診しました．

特記事項は過去2回の妊娠時（24歳，27歳時）にも

成熟期

症例1

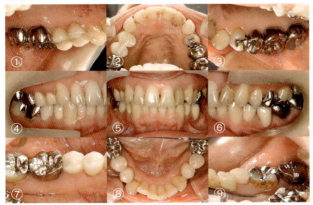

図3-14①〜⑨ 初診時(妊娠8か月)の口腔内．上下顎の前歯部の舌口蓋側には妊娠悪阻の嘔吐が原因と思われるエナメル質の酸蝕とう蝕が認められる(図②,⑤,⑧は滝川雅之，柴田眞吾著：特集 完全保存版 あんしんのマタニティ歯科Q&A. DH style. 2015；9 (108)より許可を得て転載)[19].

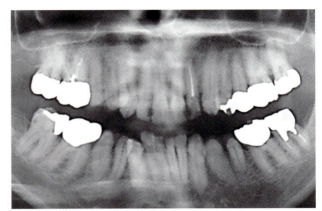

図3-15 同エックス線写真．多数歯にう蝕によるエックス線透過像が認められる．

- ●体調の良い時間帯に磨く，まずは無理をしない
  つわりは起床時や食後，疲れのたまった夜などに辛くなることが多いです．食後や就寝前の歯磨きは理想的で効果的ですが，まずは無理をせずに，吐き気が辛いときは避けて，体調の良いときをみつけて歯磨きをしてみましょう．

- ●"ながら磨き"のすすめ
  テレビをみながら，お風呂でリラックスしながらなど，つわりが軽い体調の良いときを利用して，"ながら磨き"をしてみましょう．

- ●歯ブラシは小さめのものを使用する
  大きな歯ブラシは奥歯を磨くときに気持ちが悪くなりやすいので，なるべく小さめの歯ブラシを使用してみましょう．

- ●奥から前にかきだすように磨く
  ノドに近い部分に歯ブラシが不意にいくと，とくに吐き気を催しやすいです．まずは慎重に，なるべく奥歯に歯ブラシを当ててから，前方にかきだすように磨いてみましょう．

- ●顔を下に向けて磨く
  歯磨き中にノドに唾液が溜まると，吐き気が催されることがあります．下を向いて歯磨きをして，唾液がノドに流れないようにしてみてください．

- ●臭いの強い歯磨剤を大量に使わない
  歯磨剤の香料が強いものは，臭いだけでも気持ちが悪くなることがあります．臭いや刺激の少ない歯磨剤に代えるか，無理に歯磨剤を使用しなくても良いのです．

- ●"ぶくぶくうがい"を十分に行う
  食後で吐き気がある場合は，無理に歯磨きができなくても水や洗口剤で"ぶくぶくうがい"をして，口腔内を清潔にしましょう．また，嘔吐した直後はうがいを十分にして，胃液などの残留を洗い流してください．嘔吐直後の歯磨きは歯の摩耗を引き起こし，酸蝕症となる危険があるため，約30分は歯磨きを控えるのが望ましいです．

- ●砂糖不使用のガム(キシリトールなど)を噛む
  キシリトールガムなどを噛むのもお勧めです．う蝕予防効果や唾液分泌の促進によって，う蝕細菌の母子感染予防にも役立ちます．

図3-16 つわり時のブラッシングのコツ(参考文献20より引用改変)．

つわりの症状はひどく，食後に嘔吐を繰り返し，出産まで何度も点滴治療を受けた既往があります．口腔内所見は歯肉の発赤・腫脹は顕著ではありませんが(平均ポケット長 2.2mm，BOP 31%)，全顎的にう蝕歯が多く，とくに上下顎舌口蓋側のエナメル質は滑らかに摩耗し，歯頸部にう蝕が多発していました．図3-14は初診時の口腔内の状態です．

診断

つわりによる嘔吐は妊娠初期の短期間で解消することが多く，酸蝕症まで引き起こすことはほとんどないといわれています．しかしこの患者の場合には，3回の妊娠期間中に妊娠悪阻による嘔吐を繰り返した結果，酸蝕症が引き起こされたと考えられます．
図3-15のパノラマエックス線写真からは，多数

第3章

症例1

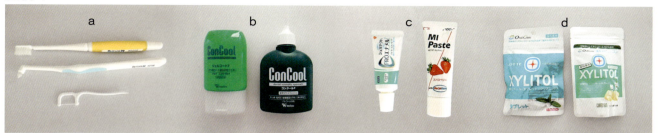

図3-17a〜d 使用を勧めた口腔ケア商品：a：図中上からBUTLER#025S®, #01Mシングルタフト®（サンスター），サンフレッシュ®（日本歯研工業）．b：コンクールジェルコートF®, コンクールF®（ウエルテック）．c：シュミテクトPROエナメル®（グラクソ・スミスクライン），MIペースト®（ジーシー）．d：キシリトールタブレット®とガム®（オーラルケア）．　a|b|c|d

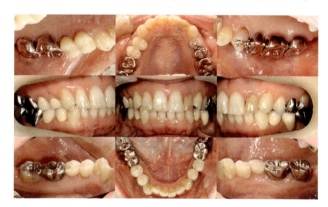

①②③
④⑤⑥
⑦⑧⑨

図3-18①〜⑨ 出産後SPT中の口腔内．プラークコントロールは良好である．母子同時の定期健診を継続中（図②, ⑤, ⑧は滝川雅之，柴田眞吾著：特集 完全保存版あんしんのマタニティ歯科Q&A. DH style. 2015；9（108）より許可を得て転載）[19].

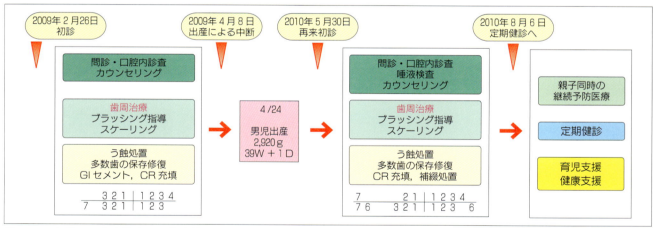

図3-19 初診から出産後までの治療計画．

歯のう蝕によるエックス線透過像が認められたため，多発性う蝕，妊娠性歯肉炎，ならびに過去の妊娠期も含めた妊娠悪阻の嘔吐による酸蝕症と診断しました．

治療

本症例では，妊娠8か月で出産まであまり時間がないこと，嘔吐が現在も続いていること，さらに酸蝕症およびう蝕の部位が多いことなどを考慮して妊娠中のみならず，出産後も含めた長期にわたる治療計画を立案しました．

歯科診療は比較的体調が安定している午前中に行い，チェアーは仰臥位低血圧症候群を防止するために，水平ではなく45°程度まで傾けるだけとし，なるべく苦しくないポジションで頻回に休憩を取るようにしました．またとくに精神面での不安を配慮しながら問診・カウンセリングにおける対話や口腔衛

生指導に時間をかけました．

最終的な保存・補綴処置は出産後に行うこととし，まず，つわり症状に対応したブラッシング指導と，超音波スケーラーによるスケーリングを行いました．

う蝕部はフッ素徐放性に優れるフジフィルLCフロー®（ジーシー）で暫間修復を行い，患者に対するブラッシング指導では，精神面での配慮を重視し，ブラッシングはあまり無理をせず，体調の良いときに磨いてもらえば良いことを伝えました（図3-16）．

また嘔吐が続いていたことから，嘔吐直後にブラッシングを行うと，残留する胃酸で歯の摩耗をさらに引き起こす危険性があるため，水や含嗽剤でうがいを十分にして胃酸を洗い流し，30分以上経過したのちにブラッシングを行うようにアドバイスをしました．

さらに臼歯を磨くときには，喉に近い部分を刺激すると嘔吐しやすいため，歯ブラシはヘッドが薄くてコンパクトなBUTLER♯025S®（サンスター）を使用してもらい，顔を下に向け，奥から前に磨いてもらうよう指導しました（図3-17）．

なお患者は嘔気が強く妊娠中には十分な活用はできませんでしたが，出産後のう蝕予防策として，う蝕細菌の母子伝播予防を期待してキシリトールガム®（オーラルケア）の使用を勧めました．さらに，酸蝕症や知覚過敏症対策として，知覚過敏に有効な歯磨剤（シュミテクトプロエナメル®：グラクソ・スミスクライン），ならびにエナメル質の再石灰化に有効なペースト（MIペースト®：ジーシー）などをホームケアに取り入れてもらうように提案しました（図3-17）．

産後の処置

患者はその後，無事に男児を出産（2,920g，39W＋1D）し，約1年後に当院を受診しました．出産後にはブラッシングも十分にできるようになり，プラークコントロールも良好な状態になっていました．暫間修復をしていた部位の保存・補綴処置を行い，子どもたちと同時に定期健診を継続するようになりました（図3-18, 19）．

妊娠中に得られた信頼関係が，現在の母子同時の定期健診の継続につながっていると考えます．

妊娠初期でつわりがひどい場合には，安静にしているのが最善であり，そのような妊婦に対し口腔衛生指導をする機会は非常に少ないと思われます．したがって，安定期になってもつわり症状が残っている本症例のような妊婦のケース，さらには，結婚して妊娠を希望している女性に対して，図3-16に示したアドバイスを通じて妊娠時の口腔ケアに関する重要性を啓発できれば理想的です．

6．妊婦に対する適切な歯周治療

歯周病（歯肉炎，歯周炎）は，歯周病細菌によって引き起こされる感染症であり，歯を支持する歯周組織が破壊される炎症性疾患です．わが国においては，歯周病は国民病として，成人の約8割以上が軽度の歯肉炎から重度の歯周炎にいたるまで，さまざまな病態の歯周病に罹患しているといわれています．

現在では，若年層でう蝕が激減した反面，歯肉炎の罹患状況が拡大しており，若年期からの歯周病予防が望まれます．

とりわけ，侵襲性歯周炎患者の場合，なるべく早期から適切な対応と継続的な口腔衛生管理を受けることが最善の対応策となります．

妊娠中には，歯肉腫脹や出血，歯の動揺などの口腔内症状の変化がそれまで以上に出現しやすく，妊婦歯科健診において侵襲性歯周炎患者を見い出すケースを非常に多く経験します．また，そのようなケースでは，妊娠期に歯周病を急速に進行させないために適切な歯周治療を行う必要があります．さらに，歯周病のひどい妊婦は早産ならびに低体重児出産のリスクが高まることが報告[21]されており，妊婦に対する適切な歯周治療は，生まれ来る子どもの生命を守ることにもつながります．

以下に妊婦の歯周炎ならびに侵襲性歯周炎患者の治療症例を紹介します．

第3章

症例2

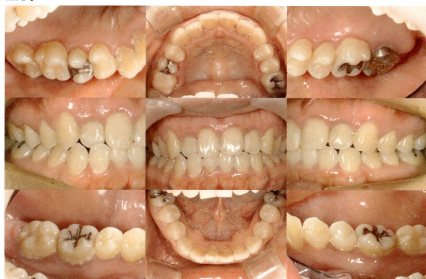

①	②	③
④	⑤	⑥
⑦	⑧	⑨

図3-20①〜⑨ 初診時の口腔内所見．全顎的にプラーク，歯石の著しい沈着がみられる（図②，⑤，⑦，⑧は滝川雅之，柴田眞吾著：特集：完全保存版 あんしんのマタニティ歯科 Q&A. DH style. 2015；9 (108)より許可を得て転載）[19]．

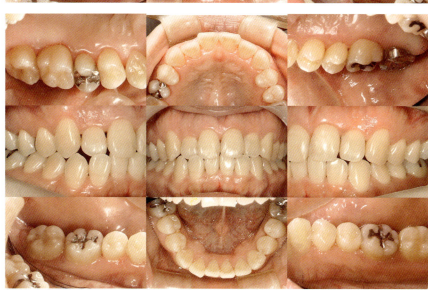

①	②	③
④	⑤	⑥
⑦	⑧	⑨

図3-21①〜⑨ 歯周基本治療中（妊娠8か月）の口腔内．患者自身のプラークコントロールと歯科衛生士によるプロフェッショナルケアによって，歯肉の発赤，腫脹が顕著に改善した（図②，⑤，⑦，⑧は滝川雅之，柴田眞吾著：特集：完全保存版 あんしんのマタニティ歯科 Q&A. DH style. 2015；9 (108)より許可を得て転載）[19]．

症例2：積極的にSRPを行った妊婦の歯周炎患者[22]

初診時所見

患者は35歳の妊婦（妊娠5か月，第1子）で，歯肉からの出血と歯石のクリーニングを主訴として当院（ハロー歯科）を受診しました．初診時は全顎的にプラーク，歯石の沈着がみられ，歯肉の発赤・腫脹も著しいものでした（平均ポケット長：3.13mm，BOP：57.1％，PCR：84.8％・図3-20）．

妊娠初期にはつわりで十分な歯磨きができなかったとのことですが，とくに下顎臼歯舌側部には多量のプラークに加え，歯肉縁下歯石も存在することから，これまでもプラークコントロールが十分でなかったと思われます．

治療

治療方針として，まずセルフケアの向上を目的としてブラッシング指導を行いました．つわりで歯ブラシが十分に届いていなかった下顎臼歯舌側部や上

顎大臼歯頬側部のプラークコントロールに重点をおき，さらに歯間部はデンタルフロスの使用を勧めました．

また，超音波スケーラーで縁上歯石の除去を出血に留意して行いました．再評価時には歯肉腫脹はかなり改善していましたが，プロービング時の出血が多いままでした．33歳のときに流産の既往もあったため，妊娠期の歯周炎を改善させることで流・早産ならびに低体重児出産のリスクを軽減させるためには，厳密な口腔衛生管理が必要であると考えました．

そこで，表面麻酔下で超音波スケーラーならびにグレーシーキュレットを用いて歯肉縁下歯石の除去を目的としたSRP（スケーリング・ルートプレーニング）を積極的に行いました．妊娠中で女性ホルモンは亢進したままの状態でしたが，直接原因であるプラーク・歯石が除去されることによって，発赤，腫脹が顕明に改善されました（平均ポケット長：2.29mm，BOP：3.0％，PCR：19.6％・図3-21）．

患者も口腔内の不快感が解消されたことと改善した歯肉の状態をみて感動し，ブラッシングの効果を実感して熱心にブラッシングを行うようになりました．このような体験（ポジティブ・モチベーション）が，一番の信頼となり，出産後の母子同時の定期健診につながると考えます．

7．妊娠期の歯周病と早産・低体重児出産との関連

著しい歯周病の場合，全身のさまざまな部分に悪影響が生じることが，近年明らかとなってきました．すなわち，歯周病が糖尿病や心血管系疾患などの全身疾患にも関連しており，とくに産婦人科領域においては，早産（37週以前での出産）ならびに低体重児出産（2,500g以下での出産）に歯周病が関与する可能性を示す報告が多くなされてきました[23]．さらに最近では妊婦の歯周病と高血圧症候群や妊娠糖尿病などの合併症にも関連があるという報告がなされています．

妊婦の歯周病と早産・低体重児出産の発症メカニズムはいまだに明らかではありません．ただし，歯周病局所で過剰に産生される炎症性サイトカイン（IL-1β，TNF-α，IL-8）やPGE$_2$，さらに歯周病細菌や活性化された単球そのものも血流を介して子宮内に移行して，羊膜の炎症，子宮頸部拡張および子宮収縮を引き起こし，早産ならびに低体重児出産に関与する可能性が示唆されています[24]．

一方，Lopezら[7]は妊婦の歯周病を改善させることで，早産・低体重児出産の危険性を軽減できる可能性があることを報告しています．したがって，妊娠期における適切な歯周治療は母親自身の歯周病予防のみならず，早産・低体重児出産のリスクを低減し，元気な赤ちゃんを出産するためにも重要となります．

症例3：習慣性流産の既往がある妊婦の侵襲性歯周炎患者[25]

初診時所見

患者は26歳の主婦．妊娠7か月（初産）．初診は2001年1月．約3か月前の妊娠4か月頃から，とくに歯肉腫脹および出血が著しくなり，下顎前歯部などの動揺が気になってきたため，産婦人科医の紹介を受けて当院（ハロー歯科）に来院しました．

既往歴は中学生の頃から歯肉腫脹およびブラッシング時の出血を自覚していましたが，定期的に歯科を受診することもなく放置していました．20歳で結婚後，過去に3回の流産の既往があり，習慣性流産の精査と不妊治療のため，当院を併設する産婦人科医院を受診し，抗リン脂質抗体症候群およびXXX症候群であることが判明しました（図3-22）．

患者は抗リン脂質抗体症候群にともなう胎盤での血栓形成を防止するため，低用量アスピリンによる抗血栓療法ならびに不妊治療を受けて妊娠したとのことです．

またお腹の張りのため子宮収縮抑制剤（リトドリン塩酸塩：ウテメリン®）を服用しており，精神的にもやや不安定で，産婦人科において臨床心理士によるカウンセリングを受けていました．

症例 3

抗リン脂質抗体症候群

カルジオリピン，フォスファチジルセリンなどのリン脂質に対する自己抗体を有することに関連し，不育症，習慣流産や血栓症などをともなう症候群である．胎盤の微小血管内での血栓形成によって，胎児の発育障害や習慣流産が高頻度に引き起こされる．血栓を防止する治療としてヘパリン®や低用量のアスピリン®が投与されることが多い．歯周病細菌の感染によって抗リン脂質抗体と類似した抗体の産生力が上昇することが報告され，切迫早産や早産に関連することが示唆されている[25,26]．

XXX 症候群

XXX(superfemele)症候群では染色体がXXX型で，発生頻度は約0.06%といわれている．精神発達遅滞をともなうことがあるが，その他の身体的症状はあまり認められず，女性として妊娠も可能である．歯科関連においては上顎前歯のエナメル質が健常者に比べ有意に厚かったとの報告があるが，歯周病との関連についての報告は見当たらない．

図3-22a, b 抗リン脂質抗体症候群とXXX症候群（滝川雅之，野本知佐編著：妊婦の歯科治療とカウンセリング．大阪：東京臨床出版．2004より許可を得て転載）[25,26]．

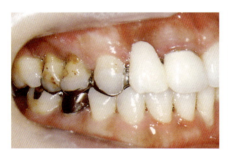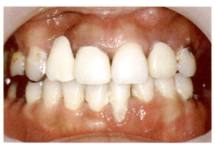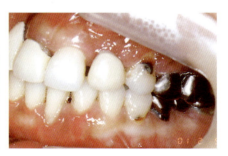
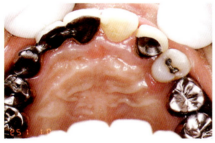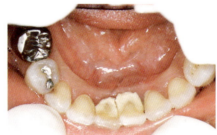

a	b	c
d	e	

図3-23a〜e 初診時（妊娠7か月）の口腔内．全顎的にプラーク，歯石の沈着，歯の動揺が著しい（滝川雅之，野本知佐編著：妊婦の歯科治療とカウンセリング．大阪：東京臨床出版．2004より許可を得て転載）[25]．

診断

図3-23は初診時口腔内の状態です．全顎的に多量のプラーク，歯石が沈着し，歯肉の発赤，腫脹が著しい状態でした．また，多数歯にわたり4mmを超える深い歯周ポケットが存在し（平均PD＝4.14mm，BOP＝83.3%），上顎小臼歯および下顎前歯には動揺も認めました．図3-24のエックス線写真から上下前歯部に歯根の1/3〜1/2に及ぶ水平，垂直的骨吸収の存在，とくに下顎左側中切歯は根尖までの骨吸収を認めました．

細菌検査を依頼した大学病院歯周科の結果ではサンプリングを行ったポケット内からP.intermedia(Pi)およびP.gingivalis(Pg)が検出されました．また，う蝕関連検査の結果からは，SM(Mutans streptococci)菌およびLB(Lactobacillus)菌のレベルがハイリスクであり，刺激時の唾液分泌量は0.2ml/min（通常1ml/min以上）と減少しており，唾液緩衝能も低下していました．以上のことから侵襲性歯周炎および妊娠期における歯周炎の増悪と診断しました．

治療

患者は幼児期の頃から歯科治療に非常に強い恐怖心をもっており．妊娠期にはさらにその不安が高まっていることがうかがえました．また，口腔内が良くない状態であることを自覚し，「多数の歯を

症例 3

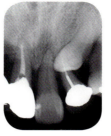
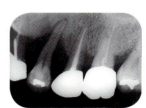
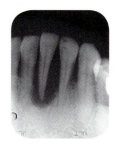

図 3-24a～c　初診時のエックス線写真．患者の了承を得て 3 枚のみデンタルエックス線撮影を行った．多数歯に顕著な歯槽骨吸収像みられる（滝川雅之，野本知佐編著：妊婦の歯科治療とカウンセリング．大阪：東京臨床出版．2004より許可を得て転載）[25]．

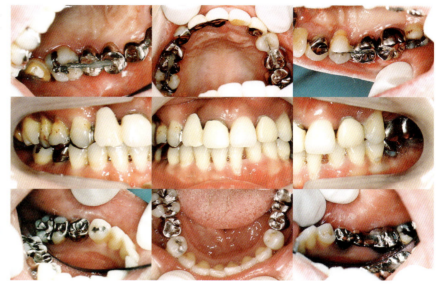

図 3-25　歯周基本治療中（妊娠 9 か月）の口腔内．歯周組織の炎症は残存したままであるが，出産のため中断となった（滝川雅之，野本知佐編著：妊婦の歯科治療とカウンセリング．大阪：東京臨床出版．2004より許可を得て転載）[25]．

失ってしまうのではないか」という不安をもっており，初診時は非常に暗い様子でしたので，歯科恐怖の克服と不安の解消を第一に図り，術前の説明と対話を重視し，信頼関係を築くことに努めました．

前述のような口腔内の精密検査，う蝕関連の唾液検査および歯周病細菌検査を実施し，その結果をもとに口腔内の現状と処置方針について十分な説明を行い，カウンセリングにも時間をかけました．

ブラッシング法については，柔らかめの歯ブラシによるバス法を指導し，補助的に歯間ブラシを使用させ，患者自身によるプラークコントロールの向上を目指しました．また，含嗽剤（コンクールF®：ウエルテック）および薬用歯磨き剤（ペリオディカ®：サンスター）の使用を勧め，ホームケアの充実を図りました．

主訴である下顎左側中切歯は，動揺が著しく安定期に抜歯を勧めましたが，了承が得られなかったため，接着性レジン（スーパーボンド®：クラレ）による暫間固定を行い，経過観察としました．また両側の上顎臼歯部には二次性咬合性外傷の防止のためにA-スプリントによる固定と咬合調整を行いました．

歯肉縁上および縁下のプラークコントロールも重要と考え，極力疼痛と出血を起こさないように注意しながら，0.002% CHX（希釈したコンクールF®を使用）注水下で超音波スケーラーを使用して，SRPを頻回に行いました．

妊娠 9 か月時に第三大臼歯の歯冠周囲炎による疼痛と歯肉腫脹のため救急来院となりました．表面麻酔下で歯冠周囲歯肉内のデブライドメントを行い，鎮痛剤および抗生剤の服用を勧めましたが，患者は「アスピリン®の服用中であり，これ以上薬剤の服用は避けたい」との希望が非常に強く，薬剤の服用を拒否されました．その後，腫脹は口腔外にまで及び開口障害となったため，産婦人科への受診を勧め，

症例 3

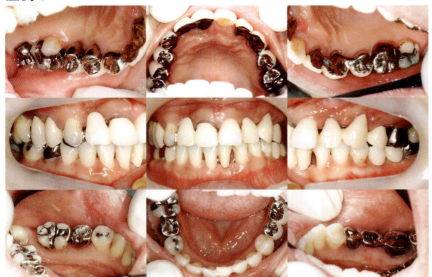

①②③
④⑤⑥
⑦⑧⑨

図3-26①〜⑨　SPT中の口腔内．歯周外科処置は同意が得られなかったため，1〜2か月ごとのSPTを継続中である．

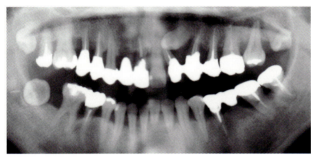

図3-27　メインテナンス中のエックス線写真．

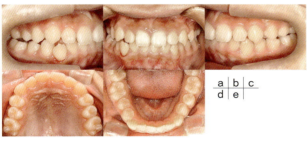

a	b	c
d	e	

図3-28a〜e　患者の子ども（女子）の口腔内（図は12歳時）．

抗生剤ならびに鎮痛剤の投与を依頼しました．数日後には同症状は改善し，出産直前まで頻回にSPTを行いました（図3-25）．

産後の処置

患者は，2001年5月に羊水の減少のため，緊急帝王切開により女児を出産しました（2,608g，40W＋1D）．その後，2002年11月に当院を再受診しました．

下顎前歯部などに歯石の再沈着がみられましたが，歯の動揺はかなり改善していましたので，歯周基本治療を再開し，全顎にわたる浸潤麻酔下でのSRPならびに塩酸ミノサイクリン軟膏（ペリオクリン®：サンスター）の4週連続局所投与を行いました．再評価時に，下顎右側臼歯部の歯周外科手術を提案しましたが，恐怖心から患者の同意は得られませんでした．ただし，下顎左側中切歯は同意を得て歯根のみを切断し抜去しました．さらに，臼歯部の暫間固定は連結冠に置き換えるなど，最終補綴処置に移行しました．

初診から15年以上が経過する現在も，1〜2か月ごとのSPT（Supportive Periodontal Therapy）を継続

中です（図3-26, 27）．また子ども（15歳，女子）も約3か月ごとの定期健診を継続しており，現在，矯正歯科治療中です（図3-28）．

本症例での習慣性流産は，おそらく抗リン脂質抗体症候群が主原因であったと考えられます．ただし，歯周炎局所で増加した歯周病細菌の内毒素，あるいは，PGE_2やサイトカインなどの炎症性物質の悪影響によって，流産あるいは早産などが引き起こされる危険性がさらに高まるのを防ぐため，患者には積極的な口腔衛生管理が必要であると考えました．

治療を振り返り，とくに早期に行った歯周病細菌検査や唾液検査およびカウンセリングは，患者との信頼関係を築き，歯科に対する不安を軽減させ，さらにモチベーションを高めるのに非常に有効であったと考えています．

また子どもに対しても「自分のように歯のことで困らせたくない」という思いから，3か月ごとの定期健診を継続しており，う蝕ゼロを達成しています．さらに矯正歯科治療を受けさせるなど，好ましい行動変容を導くことができました．

なお本症例は「妊婦の歯科治療とカウンセリング」（東京臨床出版．大阪：2004；177-182）に発表したものを加筆修正したものです[27]．

症例4

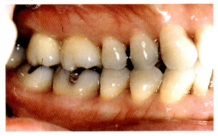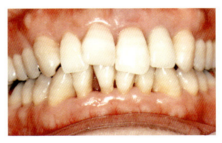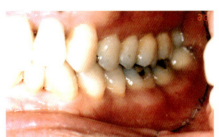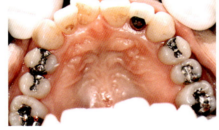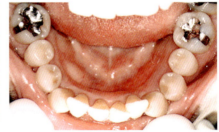

a	b	c
d	e	

図3-29　初診時の口腔内（滝川雅之，西村英紀，村山洋二：ある早期発症型歯周炎患者の妊娠期における歯周治療．日歯周誌．2002；44（1）より許可を得て転載）[28]．

症例4：歯周治療中に妊娠した侵襲性歯周炎患者[27, 28]

初診時所見

患者は34歳の保育士．初診は1998年8月です．来院時の約1週間前から下顎左側第二大臼歯の違和感と動揺が著しくなってきたため，同部の精査を希望して当院を（ハロー歯科）受診しました．

現病歴は18歳頃から，ブラッシング時の出血および疲労時に下顎臼歯部などに歯肉腫脹を覚えていましたが放置していました．

結婚後，24歳，25歳，29歳のときに妊娠，出産を経験し，とくに第2子妊娠中の頃から，歯肉腫脹や出血，下顎前歯部などの動揺が著しくなり，近医を受診した既往があります．

図3-29に初診時の口腔内の状態を示します．主訴の下顎左側第二大臼歯以外では，歯肉の発赤，腫脹はそれほど顕著ではありませんが，上下顎臼歯部を中心に4～10mmの深い歯周ポケットが存在し（平均PD＝3.85mm，BOP＝51.6％），動揺歯も多数ありました．

症例4

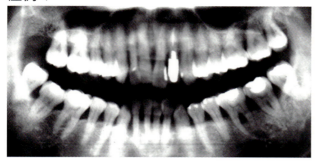

図3-30 初診時のエックス線写真．全顎的に水平的な骨吸収像がみられる．臼歯部には垂直的な骨吸収像もみられる（滝川雅之，西村英紀，村山洋二：ある早期発症型歯周炎患者の妊娠期における歯周治療．日歯周誌．2002；44(1)より許可を得て転載)[28]．

　下顎前歯部は歯肉退縮が著しく，歯間部に歯石の沈着がみられました．O'Learyのプラークスコアは58.1％でした．患者の母親(55歳)も同様に，若いころから歯肉腫脹および歯の動揺を自覚しており，すでに多数の歯を喪失していました．一方，妹(32歳)には患者にみられるような歯肉腫脹や歯の動揺はないとのことでした．

　診断
　図3-30のエックス線写真からは全顎的な歯根部の1/4から1/2に及ぶ水平的な骨吸収，さらに7 6|6 7および3|3には垂直的な骨吸収像，|6分岐部には骨吸収像が認められます．なお歯周炎は最初の妊娠期(24歳)以前に発症していたと思われますが，とくに過去3回の妊娠中に歯周病が急速に進行したものと考えられます．以上のことから侵襲性歯周炎と診断しました．

　初診時に|7の切開・排膿と投薬処置を緊急処置として行い，口腔内の現状と侵襲性歯周炎に関する情報提供を行いました．ブラッシング指導に関しては，ヘッドの小さい歯ブラシを用いたバス法を指導し，補助的に歯間ブラシの使用も勧めました．また超音波スケーラーによるSRPと併用して，塩酸ミノサイクリン軟膏(ペリオクリン®：サンスター)の4週連続投与を行うことで，早期に歯周病細菌の量的ならびに質的な改善を目指し，さらに浸潤麻酔下でのSRPを全顎にわたって行いました．

　治療
　再評価後，歯周外科に移行し，1999年3月に|6を歯根分割，|7を抜歯し，最終的に⑥|⑥7⑧ブリッジを装着しました．下顎前歯部は3|3近心側に人工骨(アパセラム®)の移植を行いました．その後，上顎左側臼歯部について|8抜歯と同時に歯肉剥離掻把手術を行う予定でしたが，このとき患者の妊娠(第4子)が判明し，治療計画を変更することになりました．

　妊娠中の治療はカウンセリングとして，患者にはこれまでの口腔内写真，エックス線写真ならびに検査データを示しながら，再度，侵襲性歯周炎に関する説明を行い，妊娠期に歯周炎を悪化させることのないように，定期的なSPTが必要となることを説明しました．なお，図3-31は妊娠4か月の患者の口腔内写真です．

　妊娠した患者の細菌要因を把握する目的で，大学病院歯周科に依頼して，歯周病細菌の同定ならびに血清抗体価の測定を行いました．

　PCR(Polymerase Chain Reaction：ポリメラーゼ連鎖反応)法を用いた細菌検査では，ポケット内(7|7)からA.actinomycetemcomitans(Aa)，P.gingivalis(Pg)およびP.intermedia(Pi)が検出されました．またPg，C.rectus(Cr)，T.denticola(Td)およびE.corrodens(Ec)に対する血清抗体価が健常者の2SDを超えて高くなっていました．

　妊娠初期は流産の危険性がないよう，極力短時間でストレスのない治療を心がけ，ブラッシング指導を中心としました．すなわち，約1か月ごとに口腔清掃状態のチェックおよびブラッシング指導，超音

症例 4

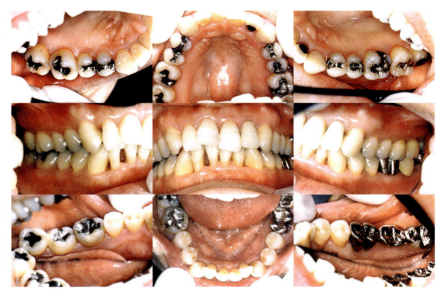

図 3-31①〜⑨ 妊娠期（4 か月）の口腔内．妊娠により臼歯部での BOP と動揺が増してきた（滝川雅之，西村英紀，村山洋二：ある早期発症型歯周炎患者の妊娠期における歯周治療．日歯周誌．2002；44（1）より許可を得て転載）[28].

波スケーラーによる SRP ならびに歯面研磨などを継続しました．

しかし，妊娠中の免疫応答低下による易感染性状態では，Pi，Pg など爆発的に増加する歯周病細菌の攻撃に対処できず，歯周炎が急速に進行してしまう危険性が非常に高まります．患者も安定期に入り上顎左側および下顎右側臼歯部の歯肉腫脹と動揺が目立ってきたので約0.002％ CHX 注水下で超音波スケーラーによる SRP を行うとともに，炎症のあるポケットに限定して塩酸ミノサイクリン軟膏の局所投与を1週間ごとに4回行うなど，細菌の質的な改善を目的に，妊娠中でも局所薬物療法を行うこととしました．

当時，妊婦に対する塩酸ミノサイクリン軟膏の使用安全性は確立されていませんでしたが，局所投与法は薬剤の服用に比較して1/500から1/1,000の薬剤投与量で効果が得られるため，もっとも安全な使用法であることを説明し，患者に了承を得たうえで，妊娠7か月時に必要最小限の使用としました（現在では妊婦に対する塩酸ミノサイクリン軟膏の局所投与は控え，超音波スケーラーあるいは表面麻酔下でキュレットを使用して歯肉縁下プラークの機械的除去をメインとした治療を行い，良好な結果を得ている）．

また局所薬物療法に先立って行った前述の細菌検査ならびに血清抗体価の結果および妊婦の歯周治療が低体重児早産のリスクを軽減する効果があること[7]などの説明が，モチベーションを高めるのに非常に有効でした．

その後，出産直前まで SPT を継続し，口腔衛生管理に努めました．なお局所薬物投与終了後の細菌検査の結果では，術前に検出された Pi，Pg および Aa は検出されませんでした．患者は妊娠期間中には特記すべきトラブルもなく，出産予定日より10日遅れで無事に3,800 g の女児を出産しました．

産後の処置

出産後，患者は2000年12月に当院を再受診しました．下顎前歯部に歯石の再沈着がみられましたが，顕著な歯肉腫脹はみられませんでした．また妊娠期に悪化していた臼歯部の動揺は改善していましたが，上顎左側および下顎右側臼歯部には深い歯周ポケットが残存していたため，2001年7月に上顎左側臼歯部の歯肉剥離掻把手術および |8 抜歯を，また，下顎右側臼歯部も歯肉剥離掻把手術および 7| 遠心

症例4

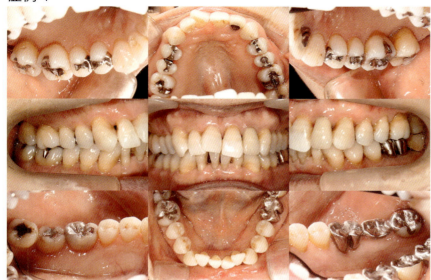

図3-32①〜⑨ メインテナンス中の口腔内写真．プラークコントロールは良好で，口腔内は安定した状態を維持している．現在も母子同時の定期健診を継続中である．

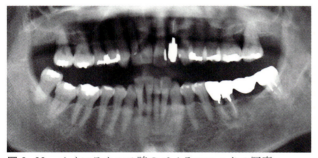

図3-33 メインテナンス時のパノラマエックス写真．

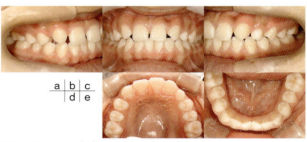

図3-34a〜e 患者の子ども（女子）の口腔内．カリエスフリーを維持できている（図は13歳時）．

側に人工骨の移植を行い，その後はメインテナンスに移行しました．

現在も約3，4か月ごとの間隔で子どもの定期健診と同時のリコールを継続中です（図3-32, 33）．6 7間に4mmの歯周ポケットが残存しますが，セルフケアが行き届き，定期健診の継続によって良好な状態を維持できています．

なお図3-34は患者の第4子（16歳女子）の口腔内写真です．2|2が先天欠損していますが，プラークコントロールは良好でカリエスフリーを維持できています．思春期を迎え，今後はう蝕のみならず，母親が侵襲性歯周炎であったことも考慮して，歯周病予防にも重点をおいた定期健診の継続を考えています．

なお本症例は日本歯周病学会会誌．2002；44（1）：37-45に発表したものを加筆修正したものです[28]．

8．妊娠性エプーリスに対する治療

妊娠性エプーリスの発症には亢進した女性ホルモンが関与するとされており，出産後に自然消失するケースが多いため，咀嚼や発音障害などの問題がなければ妊娠中は外科処置を避けて経過観察を行う保存療法が第一選択となります．

ただし，出産後においてもエプーリスが消失しない場合は早期に外科処置を行うことも必要です．以下に2度の妊娠中に巨大な妊娠性エプーリスが出現し，ともに出産後に切除を行った症例を示します．

成熟期

症例5

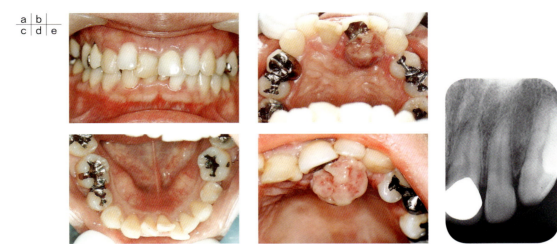

図3-35a〜e　a〜d：第1子妊娠時の初診の口腔内写真．e：エックス線写真からは|1 2部には歯槽骨の吸収を疑うような透過像はみられない（図dは滝川雅之編著：Dd 隣接医学シリーズ妊産婦と歯科治療．東京：デンタルダイヤモンド．2012より許可を得て転載）[29]．

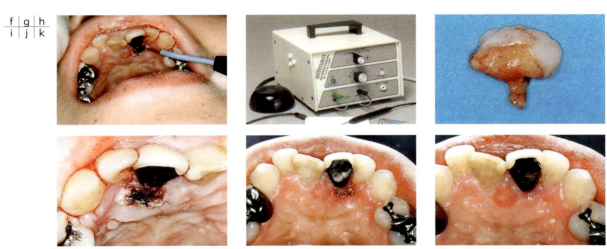

図3-35f〜k　f：妊娠性エプーリエスの切除．局所麻酔下にて，高周波ラジオ波メスを用いてエプーリスの切除と歯肉整形を行った．　g：高周波ラジオ波メス（図はサージトロンEMC®，現行機種はサージトロンDUAL®：ellman-Japan）．h：切除片．i：切除手術時．j：術後3日．k：術後1か月で治癒（図hは滝川雅之編著：Dd 隣接医学シリーズ妊産婦と歯科治療．東京：デンタルダイヤモンド．2012より許可を得て転載）[29]．

症例5：2度の妊娠期に発症した巨大なエプーリス[29,30]

初診時所見

患者は35歳の主婦（産後1か月）．2005年3月に上顎|1 2前歯部の口蓋側歯間乳頭歯肉の増大を主訴に当院（ハロー歯科）を受診しました．現病歴は妊娠6か月頃から|1 2口蓋側歯肉の腫れ（腫瘤）を自覚し，そのままにしていたところ，腫瘤が増大し，妊娠8か月時に近医で腫瘤の切除を受けました．

しかし，約1か月後には腫瘤が再発しましたが，里帰り出産となり2005年1月に女児を出産（3,140g，38W＋6D）しました．その後，出産1か月後になっても，腫瘤が改善しないため，同部の精査を希望して来院しました．

診断

口腔内所見は|1 2口蓋側歯間乳頭部に直径約15mmの有茎性腫瘤があり，その表面には下顎前歯による圧痕，また一部潰瘍を形成していました（図3-35a〜e）．エックス線からは同部には骨吸収像はみられないことから，|1 2部妊娠性エプーリスの残

第3章

症例5

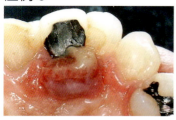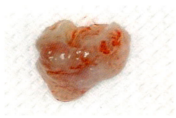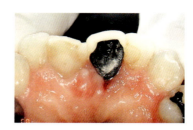
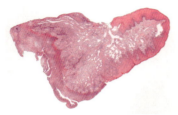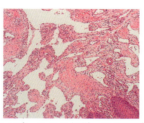

l	m	n
o	p	

図3-35l〜p　第2子妊娠時の妊娠性エプーリスの切除．l：局所麻酔下にてメスを用いてエプーリスの切除と歯肉整形を行った．その後，切除部にNd：YAGレーザーの照射を行い，圧迫止血，サージカルパックを行った．m：切除片．n：術後4日．o, p：病理所見からは上皮下においては血管成分に富む結合組織の増生を主体とした外向性隆起性病変を認め，表層では重層扁平上皮に被覆されているが，一部で上皮が欠落し潰瘍が形成されていた．また不規則な拡張を示す多数の毛細血管および膠原線維が増生し，潰瘍部深部では血管内皮細胞の顕著な増生および好中球浸潤を認めた（図m, o, pは滝川雅之編著：Dd 隣接医学シリーズ 妊産婦と歯科治療．東京：デンタルダイヤモンド．2012より許可を得て転載）[29]．

存歯肉炎と診断しました．

治療

治療計画はエプーリスを外科的に切除し，病理検査を行うことになりました．自宅に帰るまでに，TBI，スケーリングによってセルフケアの確立を図るとともに，う蝕に対する保存修復処置を行い，その後のSPTは近隣の歯科医院に依頼することにしました．

そこで，当院を併設する形成外科医院において，浸潤麻酔下で高周波ラジオ波メスを用いてエプーリスの切除（図3-35f〜k）と病理検査が行われ，経過は良好でした．

ところが，その後，第2子を妊娠し，7か月頃に，前回と同様に1|2口蓋側歯肉に腫瘤が再発し，近医を受診しましたが，経過観察となりました．2007年8月に出産（3,138g，38W＋3D）し，産後1か月となっても腫瘤が縮小しないため，同部の精査を希望し再び当院を受診．同部は当院においてメスとNd:Yagレーザーを用いて切除を行い，圧迫止血後，サージカルパックを行いました（図3-35l〜p）．その後は再発もなく良好に経過しました．

妊娠性エプーリスの発症機序は不明ですが，亢進した女性ホルモンが影響すると考えられており，本症例のように妊娠中に切除をしても不十分な場合や厳密な口腔衛生管理を継続しないと再発してしまうことが多いようです．さらに，この患者は2回目の妊娠期にもエプーリスが再発したことから，過去にエプーリスを発症した場合には，つぎの妊娠時にも同部位での再発に留意し，歯科検診やSPTを継続するなどの対応が必要であるといえます．

妊娠性エプーリスは急激に増大することが多く，妊婦は「悪性の腫瘍ではないのか」と大きな不安を抱くこともあり，エプーリスに関する情報や処置方針について明確な説明を行い，妊婦の精神的不安を軽減することが必要です．

妊娠性エプーリスは女性ホルモンの分泌が減少する出産後には，自然消失するケースが多いとされています．一方，残存した場合でも，出産後では外科的に切除を行うことで良好な結果が得られます．その場合，外科処置時には，とくに止血を確実に行うことが重要となります．本症例のように高周波ラジオ波メスやレーザーなどの使用は，切除後の止血効

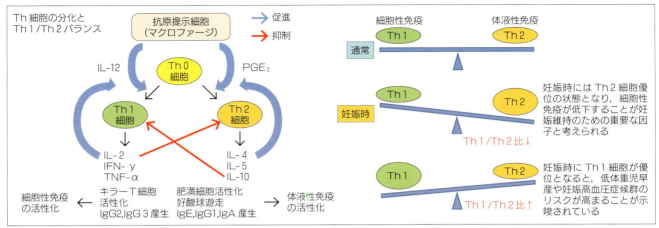

図 3-36 T細胞の分類．前駆細胞であるTh0細胞がTh1あるいはTh2細胞に分化する．Th1細胞はIL-2などを産生し，細胞性免疫応答を誘導する．一方，Th2細胞はIL-4などのサイトカインを分泌し，体液性免疫応答を引き起こす．妊娠期に歯周病細菌の刺激により産生されたサイトカインの影響により，Th2優位からTh1優位にTh1/Th2バランスが不均衡になり，早産や低体重児出産などを引き起こすと考えられている[31]．

果を期待することができるため，非常に有効であるといえます．

また妊娠性エプーリスが発症した場合には，必ずエックス線診査を行い，不正な骨吸収像の有無を確認すること，さらに切除後は確定診断を得るためにすみやかに検体の病理検査を行うことが必要です．

9．妊婦の免疫学的特徴

妊娠期には，口腔内をはじめ身体の各所にさまざまな外見的な変化が生じる一方で，妊婦の体内における免疫防御システムにおいても，妊娠を維持するうえで特徴的な機構が働くことが知られています．妊婦の歯科治療を行う際にも，この免疫学的特徴を十分に理解しておくことが必要です．

免疫担当細胞のひとつであるT細胞は，産生するサイトカインのパターンから，Th0，Th1ならびにTh2細胞に大別されます．Th1細胞はIL-2，IFN-γ，TNF-αなどのサイトカインを産生することで細胞性免疫応答を誘導し，ウイルス感染細胞や細胞内感染病原体を排除しています．

一方，Th2細胞はIL-4，IL-5，IL-10などを産生し，抗体産生をともなう体液性免疫応答を誘導することで，細胞外感染病原体の排除に努めています．

妊婦の免疫学的特徴として，このTh1細胞およびTh2細胞のTh1/Th2バランスが関与する妊娠維持機構が提唱されています．つまり正常妊婦では，本来は「異物」である胎児を維持するためにTh2（体液性免疫）型サイトカインの産生が優位となっており，炎症など何らかの機序でTh1（細胞性免疫）型サイトカインの産生が優位になると，習慣性流産や切迫早産，さらには，妊娠高血圧症候群などの合併症が引き起こされることが示唆されています（図3-36）[31]．

したがって，妊娠中に妊娠維持の免疫機構を乱す原因とならないように，細菌やウイルス感染，炎症あるいはストレスなどさまざまな悪影響から妊婦と胎児を守る必要があります．

歯科疾患に関しても，とくに歯周炎，根尖性歯周炎，智歯周囲炎などは，たとえ口腔内という局所の炎症性疾患であっても，全身的な影響を及ぼすことが明らかとなっているため，歯科医療従事者として母子の生命を守るために，適切な口腔疾患の治療ならびに予防が妊娠期には不可欠です．

第3章

症例6

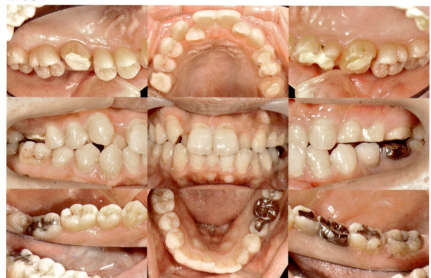

図3-37a①〜⑨　上顎洞炎による歯の関連痛．初診時の口腔内．患者は29歳妊婦．妊娠7か月（第2子）．他院で上顎臼歯部 6|456 の根管治療を受けたが，痛みがまったく改善せず当院を受診．鼻症状，頭痛，歩くと歯に響くなど急性上顎洞炎の症状を訴えた（図②，⑥は滝川雅之，柴田眞吾著：特集 完全保存版 あんしんのマタニティ歯科 Q&A. DH style. 2015；9（108）より許可を得て転載）[19]．

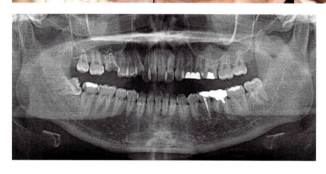

図3-37b　パノラマエックス線写真から両側の上顎洞の不透過性が亢進しているのが認められる．|456の根管治療が必要であったのかは疑問である（滝川雅之，柴田眞吾著：特集 完全保存版 あんしんのマタニティ歯科 Q&A. DH style. 2015；9（108）より許可を得て転載）[19]．

症例6：改善しなかった上顎臼歯部の疼痛[32]

妊娠中はTh1型の細胞性免疫が抑制された状態であるため，妊婦はカゼなどのウイルス性疾患にかかりやすく，重症化しやすいことが知られています．また妊婦は薬剤の服用をできれば避けたいと思う傾向が強く，カゼをひいた場合には長引かせてしまうことが多いようです．

さらに鼻粘膜の炎症が上顎洞に波及し，上顎洞炎となってしまうケースもあります．そのような場合には上顎洞炎の諸症状（膿のような鼻汁，鼻づまり，頭痛，頬部や目の奥の痛み）に加え，関連痛として複数の上顎臼歯部に自発痛や咬合痛を覚えることがあります．問診において，カゼや鼻症状の既往があり，走ったり，頭位を変化させたりしたときに疼痛が誘発される場合には，上顎洞炎が主原因である可能性が高く，「歯が痛い」からといって，むやみな切削や抜髄を避けなければなりません．

本症例は，おそらく上顎洞炎による歯の関連痛であったにもかかわらず，他院にて複数歯の根管処置を受けた症例です．

初診時所見

患者は29歳．妊娠7か月（第2子）．2013年4月に両側上顎臼歯部の咬合痛を主訴として来院しました．現病歴は来院の約2週間前からカゼをひき，微熱，鼻水，頭痛などの症状が続いていました．右側臼歯部の自発痛を覚え近くの歯科医院を受診，その後，左側の臼歯部にも自発痛が生じ，当院（ハロー歯科）の受診前日には近医を2度も受診し，救急処置（|456抜髄）を受けましたが，まったく疼痛が改善しませんでした．知人に相談したところ，産婦

症例6

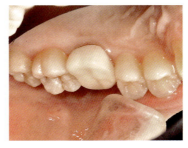
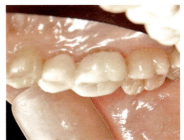
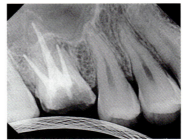
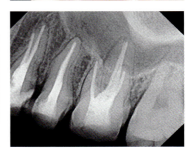

図3-37c〜f 出産前(妊娠10か月)の口腔内．6|456は根管充填後，コンポジットレジン充填およびテンポラリークラウンを仮着し，出産後に最終補綴を行うこととした（図e, f は滝川雅之，柴田眞吾著：特集 完全保存版 あんしんのマタニティ歯科 Q&A. DH style. 2015；9（108）より許可を得て転載）[19].

人科医院に併設されている当院を勧められ受診となりました（図3-37a）.

6|456はセメント仮封されており，打診痛があり．仮封を除去したところ，これらの患歯の根管内にはFC（ホルモクレゾール）と思われる貼薬がされていました．問診から鼻水や頭位を変化させたときに疼痛が誘発されるなど，上顎洞炎の特徴的な所見が当てはまったため，患者の了承を得てパノラマエックス線写真撮影を行いました．

診断

図3-37bのパノラマエックス線写真から両側上顎洞の不透過性が亢進していることがわかります．以上のことから，両側急性上顎洞炎および上顎臼歯部の歯痛はこの関連痛であった可能性が高いと診断しました．

治療

そこで，6|456は根管内の拡大洗浄後，水酸化カルシウム製剤（カルシペックス®）を貼薬し，抗生剤（フロモックス®）を処方しました．また鼻症状や頭痛などが改善しない場合には，耳鼻科を受診するように勧めました．約1週間後の来院時にはカゼの回復とともに，自発痛ならびに歯の打診痛はかなり改善していました．根管充填，レジンコア築造を行い，テンポラリークラウンを仮着した状態で出産のため中断となりましたが（図3-37c〜f），出産後には，最終補綴物の装着を受けるため，なるべく早期の歯科受診を勧めました．

妊娠期には本症例のような上顎洞炎の関連痛あるいは原因不明の歯の疼痛を訴えることがあり，このようなケースでは正確な診断と処置を行うために，とくに詳細な問診と診査が必要となります．問診において，カゼの既往ならびに鼻症状や頬部の圧痛があり，口腔内では明らかなう蝕などが見当たらず，複数の上顎臼歯で打診痛が認められるような場合には，上顎洞炎が主原因である可能性が高く，確実な診断が求められます．

歯原性の疼痛である場合も当然考えられるため，エックス線撮影や電気歯髄診断を行うなど，両者の鑑別を確実に行ったうえで，適切な処置方針を選択することも重要となります．

妊婦に対するエックス線写真撮影は胎児への影響を考え躊躇しがちですが，歯科用エックス線写真撮影は妊婦に絶対禁忌ではなく，その必要性を十分に説明し了承を得たうえで，パノラマエックス線写真撮影によって上顎洞部の不透過性の有無を確認することが必要です．本症例のように誤診により患者に多大なる迷惑をかけてしまうことのほうが問題であるといえます．

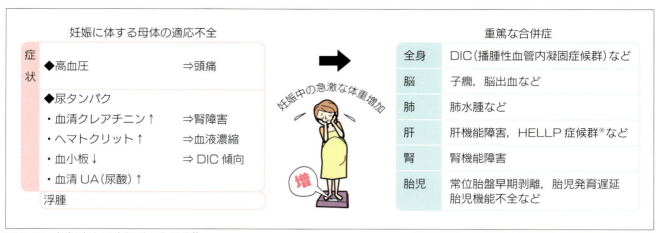

図3-38 妊娠高血圧症候群と合併症[33].
※HELLP症候群：溶血，肝酵素上昇，血小板減少がみられる症候群．

10. 歯科治療時に留意すべき妊婦の合併症

a. 妊娠高血圧症候群

　高血圧，尿タンパク，むくみ(浮腫)のうち，1つもしくは2つ以上の症状がみられ，それが妊娠以前からの症状ではないものを，かつては「妊娠中毒症」と呼んでいました．しかし，現在では「妊娠高血圧症候群」と改称され，定義・分類が改定されています．

　妊娠高血圧症候群は，妊娠20週以降から分娩後12週までの期間に，高血圧がみられる場合(妊娠高血圧症)，または高血圧に尿タンパクをともなう場合(妊娠高血圧腎症)のいずれかで，これらの症状が単なる妊娠の偶発合併症ではないものと定義されています．また本症候群の妊婦で痙れん発作(子癇)を引き起こす重篤な場合も含まれます．

　妊娠高血圧症候群の原因は不明ですが，その病態としては，血管の攣縮，血管内皮障害など，末梢血管の機能障害が関与すると考えられています．発症頻度は妊婦の7～10%であり，高血圧のみならず，脳，腎臓，肺などの重要臓器の障害や止血凝固機能障害をきたし，母体死亡や周産期死亡の主な原因となっています(図3-38)[33]．

　治療法としては，安静にし，食事療法を行うほか，降圧剤および子癇の発症予防として硫酸マグネシウムによる薬物療法があります．胎児の発育不全や健康状態の悪化をまねきやすいので，定期的なチェックが必要です．妊娠高血圧症候群の根本的治療は妊娠の終了であり，母体または胎児に重篤な症状が現れた場合には，すみやかに妊娠を終了させることが母体の生命保護のために必要となることもあります．

b. 歯科治療上の注意点

　妊娠高血圧症候群は，妊婦の合併症のなかでもっとも注意を必要とする疾患のひとつであり，この合併症を有する妊婦の歯科治療を行う場合には，産婦人科医へ全身状態の照会を行うことが不可欠です．

　毎回の診療開始前には，必ず妊婦の体調について確認してから診療を行うことを心がけ，可能であれば，術前・術中の血圧をチェックすることが望まれます．

　治療の際には，血圧を上げないように十分な説明を行い，歯科診療に対する不安を軽減すること，痛みを与えずストレスの少ない治療を心がけることなどが必要です．適切な応急処置ですませることが可能であれば，本格的な治療や口腔外科処置などは出産後に行うことが望ましいでしょう．智歯周囲炎が重篤化した場合など，対応が困難と思われる場合には，ただちに大学病院などへ紹介することも必要で

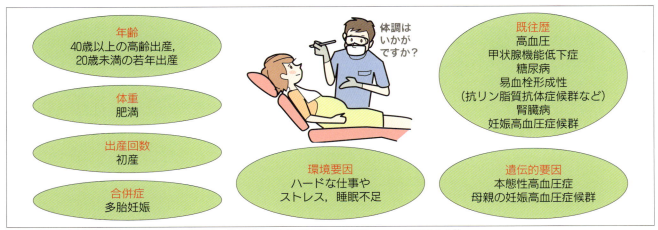

図3-39 妊娠高血圧症候群のリスク要因．診療前には必ず妊婦の体調について確認する[33]．

す．

また妊娠初期に妊娠高血圧症候群を発症していなくても，初産婦で高齢出産や多胎妊娠，また肥満，糖尿病，腎臓病などをもつ妊婦，さらに以前の妊娠時に妊娠高血圧症候群であった妊婦など，本症候群のリスク要因を有する妊婦に対しては，問診などで家族歴も含め十分に把握しておく必要があります．そして本症候群が発症しやすい妊娠後期までに口腔内環境の改善，とりわけ歯周組織の炎症症状を改善しておくことが望まれます（図3-39）．

2003年にBoggessらによって，はじめて妊婦の歯周病と妊娠高血圧腎症が関連する可能性が報告されました[34]．さらにその後も，重度の歯周病を有する妊婦は妊娠高血圧腎症を発症するリスクが高まり，歯肉溝滲出液中ならびに血清中のIL-1β，TNF-αやPGE$_2$のレベルが有意に高かったことが報告されています[9]．わが国においても，妊娠高血圧腎症の妊婦において，歯周病細菌であるA.actinomycetemcomitansの検出レベルに有意な相関があったことなどが報告され[35]，歯周病との関連が注目されつつあります．

妊娠高血圧症候群の発症機序は明らかではありませんが，母体－胎児－胎盤系の免疫機構障害や胎盤の形成不全，妊娠末期の子宮内圧の上昇などによって，血管内皮を障害する物質が放出され，末梢血管障害によって胎盤の血流障害，血圧上昇，腎機能障害が起こるのではないかと考えられています[33]．

歯周病細菌のなかにはP.gingivalisなど血小板凝集能をもつ細菌が存在します．さらに歯周病細菌は免疫細胞を刺激して各種の炎症性物質の産生を促進させることが知られています．血管内膜での血小板凝集や炎症反応に歯周病細菌が関与する可能性も考えられるため，妊娠性高血症候群の発症リスクを軽減し，母体ならびに胎児の生命を守るためにも，妊婦に対する適切な口腔感染管理を実践するべきです．

11．妊娠と糖尿病

a．妊娠糖尿病

妊娠すると，胎児を発育しやすくするために，身体の代謝・内分泌機構が顕著に変化してきます．とくに糖脂質代謝の変化によって，妊婦の2～3％が糖尿病を発症してしまうことがあり，このようなケースは妊娠糖尿病と呼ばれています．

妊娠糖尿病の原因として，妊娠中には胎盤からインスリンを効きにくくして血糖値を上昇させる作用を有するホルモン（ヒト胎盤性ラクトーゲン，プロゲステロン，プロラクチンなど）が大量に分泌されるために，妊婦は糖尿病になりやすい体質，すなわちインスリン抵抗性が高くなることが挙げられます．

母体へのグルコースの取り込みを抑え，胎児に優

表3-5 糖尿病による妊婦と胎児の合併症（参考文献36より引用改変）

母体合併症	糖尿病合併症	糖尿病性ケトアシドーシス，糖尿病網膜炎，腎症の悪化，低血糖（インスリン使用時）
	産科合併症	流産，早産，妊娠高血圧症候群，羊水過多（症），巨大児による難産
	長期合併症	将来の2型糖尿病発症
胎児合併症	周産期合併症	先天性奇形（口唇・口蓋裂，心奇形）， 胎児機能不全・胎児死亡，巨大児，分娩障害，子宮内胎児発育遅延，新生児低血糖症，新生児ビリルビン血症，新生児カルシウム血症，新生児多血症，新生児呼吸窮迫症候群，肥厚性心筋症
	成長期合併症	肥満，糖尿病

先的にグルコースが供給されるようにするための糖脂質代謝の変化なのですが，母体の膵臓からのインスリン分泌が亢進することによって高インスリン血症となります．さらに妊娠期間中の急速な体重増加にともなって脂肪細胞も増加し，この細胞から産生されるアディポサイトカインの分泌異常（アディポネクチン↓，TNF-α↑など）によっても，インスリン抵抗性が高まることが注目されています．これらの理由から，家族歴に糖尿病があるなど，本来糖尿病の素因を有する女性が，妊娠をきっかけに新たに糖尿病を発症してしまうと考えられています[37]．

一方，それとは別に，もともと糖尿病に罹患していて，糖尿病の状態が妊娠によって悪化してしまうケースは，糖尿病合併妊婦と呼ばれ，区別されています．それぞれの病名は異なりますが，妊娠中の糖尿病は妊婦そして胎児の両方に重大な悪影響を及ぼす危険性が高いため，歯科医療従事者としても問診や歯科治療の際に糖尿病の有無や家族歴についてチェックし，産科と連携して全身状態について，十分に留意しなければなりません（表3-5）．

b. 妊娠糖尿病と糖尿病合併妊婦のリスク

妊婦の糖尿病が問題となる主な要因としては，①巨大児分娩が多い，②胎児の子宮内死亡のリスク，③母親の糖尿病性昏睡のリスク，④母親が将来，真の糖尿病に進展してしまうことなどが挙げられます．これらのリスクは，母子ともに生命にかかわる危険性が高いため，妊娠糖尿病患者ならびに糖尿病合併妊婦には厳格な血糖管理が必要です．

しかし糖尿病になっても産婦人科医の指導のもとで適切な治療を受け，厳密な食事・体重管理および確実な血糖コントロールができれば，胎児は順調に成長し，無事出産を迎えることは可能です．また妊娠糖尿病は出産と同時に治癒する場合が多いようです．

ただし妊娠糖尿病患者は基本的に糖尿病の素因を有しており，統計学的には10〜20年後に再発してしまう可能性が高いという事実に留意して，普段からの生活，食習慣に十分に配慮し，定期的に内科検診を受けることが望まれます．

c. 糖尿病妊婦の口腔感染管理の重要性

糖尿病である場合，歯周病の罹患率が高く，重症化する傾向があることが広く知られています．糖尿病による好中球ならびに歯根膜細胞の機能低下，あるいは，歯周組織への最終糖化産物（AGE）の沈着によって過剰な免疫反応が惹起され，歯周組織破壊が進行してしまうためと考えられています．

一方，重度の歯周病がある場合，血糖コントロールが悪くなり，糖尿病の病状が悪化することも知ら

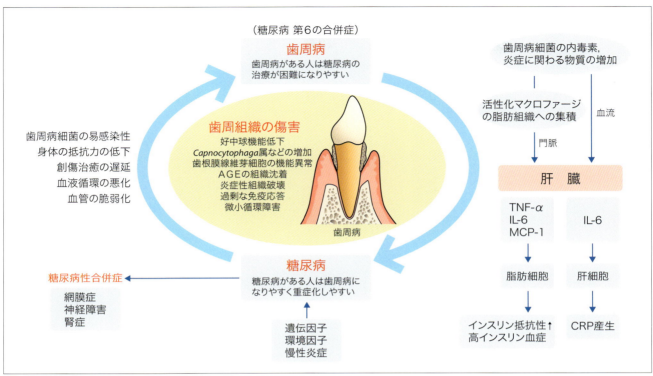

図3-40 糖尿病と歯周病の「負のスパイラル」(参考文献37より引用改変).

れています．歯周病細菌の持続的な刺激によって，活性化されたマクロファージからTNF-αやIL-6などの炎症性サイトカインの産生が亢進し，インスリン抵抗性が高まるためと考えられています[38]．すなわち，糖尿病と歯周病には「負のスパイラル(図3-40)」の相互関連が存在します．

妊娠期にはつわりや亢進した女性ホルモンの影響などによって，妊婦の半数以上で歯肉の発赤・腫脹，出血などの炎症症状が顕著となります．歯周炎局所での細菌性内毒素(LPS)や炎症性サイトカインの関与によって，さらにインスリン抵抗性が高まることにもつながる危険性があるため，糖尿病や糖尿病の素因をもつ妊婦の歯周組織の炎症状態を精査することは，歯科治療における重要なチェックポイントです．

一方，糖尿病患者の歯周炎を改善することによって，血中TNF-α濃度が低下し，インスリン抵抗性ならびにHbA1c値が改善されたことが報告されています[39]．すなわち歯周局所における炎症性物質を減少させることで，インスリン抵抗性が改善され，妊娠糖尿病の発症予防に寄与することが期待できるのです．

このように妊婦における適切な歯周治療が早産，低体重児出産のリスクを低減させる[7]のみならず，妊娠糖尿病発症のリスクも低減することからも，糖尿病と歯周病の「負のスパイラル」を断ち切るために，妊婦に対する口腔感染管理はますます重要視されてくると思われます．

症例7：妊娠糖尿病の発症と慢性歯周炎

初診時所見

患者は30代の主婦．2014年6月に上顎前歯補綴物脱離による審美障害を主訴として来院しました．

来院の1か月前には，かかりつけ歯科医を受診していましたが，全身状態が悪いことから筆者が勤務する大学病院歯周科を紹介されました．また子どもの託児環境が整わず，歯科医院へ定期的に通院することが困難な状況でもありました．

症例7

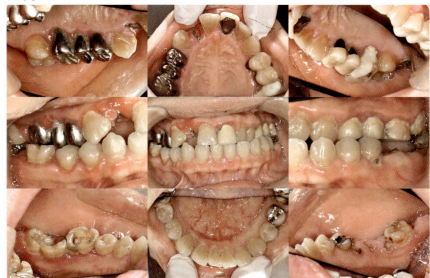

①	②	③
④	⑤	⑥
⑦	⑧	⑨

図3-41①〜⑨　初診時の口腔内．口腔内清掃は全顎的に不良であった．

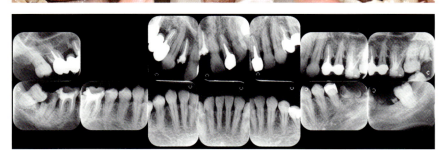

図3-42　初診時のデンタルエックス線写真．

　現病歴は2年前から，$\underline{2|}$の口蓋側歯肉の腫脹を自覚して，かかりつけの歯科医院を受診しました．しかし治療途中で妊娠が判明したため，通院が途絶えました．妊娠期間中に，血糖値の上昇ならびに高血圧症を発症したため，それらの治療を開始し，2013年に無事出産しました．しかし出産後も高血圧および高血糖は改善せず（HbA1c値7.5％，空腹時血糖130mg/dL），かかりつけの総合病院の内科にて処方されたスターシス®（血糖降下剤）およびアダラート®（高血圧症治療薬）を内服中です．なお血圧は収縮期血圧130mmHg，拡張期血圧80mmHgと良好にコントロールされています．体格は身長170cm，体重67kg，BMI＝23.1kg/m²であり標準的でした．

診断

　患者によると，妊娠中期に高血糖および高血圧を発症し，つわりもひどく，セルフケアは満足にできなったため，初診時は図3-41に示すように口腔衛生状態は全顎的に非常に不良（PCR＝100％）で，辺縁歯肉に発赤および腫脹がみられ，とくに歯間乳頭部の炎症が著しい状態でした（歯周ポケット深さの平均値：4.5mm，BOP陽性率：91％）．また二次う蝕の進行が著しく，プラークリテンションファクターとなっていました．上顎左側臼歯部，下顎左右側大臼歯部は残根状態となっており，咬合支持領域が減少し，上顎はV字歯列弓，下顎は放物線状歯列弓であり，左側の被蓋関係が逆転していました．主訴である上顎右側側切歯は残根状態であり，炎症性歯肉で被覆されていました．

　図3-42に示したエックス線写真からは全顎的に軽度の水平性骨吸収像がみられ，う蝕が歯槽骨内に進行している部位もあり，さらに二次う蝕の進行も著しく，歯髄に達して根尖病巣の形成を誘発してい

表3-6　産褥期における心身の変化（参考文献40より引用改変）

身体的変化	体温	産褥3日頃まで微熱，それ以降は平熱になる．発汗の増加
	体重	分娩直後約5kg体重が減少するが，2〜4か月でさらに減少して非妊娠時の体重に戻る
	乳房	経産婦では1〜2日頃，初産婦では2〜3日頃から乳汁を分泌開始
	子宮	分娩後子宮は急速に縮小して復古後陣痛をともなう 悪露（出産後性器から排出される分泌物の排泄） 赤色（2，3日）→褐色（1週頃）→淡黄色（2，3週頃）→白色（4週頃）→消失
	血液	赤血球は分娩時の出血で全血量が減少するが，4〜5日頃から上昇し，産褥1か月頃に妊娠前の値に回復．白血球は分娩開始とともに増加，その後減少して1週後には正常値となる．血小板は分娩時の出血で減少するが，その後増加，このため血栓症が発症しやすい
	消化器	口渇をきたしやすい，食欲は産褥当初は低下するが，授乳開始につれて亢進する．便秘が産後2〜3日続く
	泌尿器	産褥期初期は尿量が著しく増加
精神的変化		自律神経失調状態となりやすく，精神・情緒面で不安定になりやすい．マタニティーブルーズ，産後うつ病，産後精神病

る歯が多数存在しているのがわかります．

以上のことから，慢性歯周炎（中等度），多発性う蝕，根尖性歯周炎と診断しました．

治療

患者は妊娠前から口腔内環境が悪かったと推察され，妊娠初期のつわりが口腔内環境をさらに劣悪化させたと推察されます．さらに妊娠糖尿病や妊娠高血圧症候群の発症も，本患者の口腔病態を重篤化させるうえで非常に重要な因子として作用しています．

そこで治療計画を立案する際に，セルフケアの習慣の確立を第一に考え，そのモチベーションを上げるために，産まれたばかりの子どもに対する口腔細菌の母子感染のリスクを説明し，子どもの良好な口腔環境を確立するためにも，母親としての自身の清潔な口腔環境の確立が非常に大切であることを強調しました．

また血糖コントロールの状態を把握しながら保存不可能な残根は早期に抜歯し，歯肉縁下感染源除去を主体とした歯周基本治療を実施しながら，経過観察を行いました．

歯周炎症を抑制することによってインスリン抵抗性の改善を促し，さらに咀嚼機能回復を含めた口腔内環境を整えることによって，糖尿病患者の健康改善に寄与する歯周病治療の実施は非常に大切です．

出産の高齢化にともない，妊娠糖尿病の罹患率なども今後上昇していくことが推察されます．糖尿病を罹患している女性に対しては，妊娠前から口腔内の歯周環境を整える重要性について，さらなる啓発が求められているのです．

12．産褥期の女性の歯科医療

a．ホルモン動態と心身の変化

産褥期とは，妊娠・出産によって変化した母体が再び非妊娠時の状態に戻るまでの分娩後6〜8週間までの期間のことを示します．産褥期には，妊娠中に通常の数百倍まで上昇した胎盤由来の女性ホルモン（エストロゲン，プロゲステロン）が，分娩によって胎盤が排出されるため急激に減少します．このことによって，産褥期の女性（褥婦）は心身に一時的な更年期様の変調をきたす場合があります（表3-6）[40]．

また，分娩後にはエストロゲンとプロゲステロンの乳腺に対する乳汁分泌抑制作用が解除され，下垂体ホルモンであるプロラクチンおよびオキシトシンの作用が主体となり，乳汁分泌が開始されます．両ホルモンともに乳児の吸啜の刺激によって分泌が瞬間的に促進される特徴があります．なおオキシトシンは脳に作用し，不安や恐怖を和らげる効果を有し，親子間や夫婦間に絆や信頼を深める効果があるという報告もされていて，「幸せホルモン」や「愛情ホル

モン」などとも呼ばれています．

産褥期には出産のストレスや創部痛による不眠など，身体的な疲労や神経の消耗などが重なるため，それらの回復を最優先とし，乳児との新しい環境への適応がスムーズに運ばれるように，家族や医療従事者など周囲からの温かいサポートが必要です．母体の回復のためには十分な睡眠と休養そしてバランスの良い栄養摂取が必要であり，とくに母乳は母親の血液からつくられるため，良質なタンパク質（肉・魚・大豆など）と鉄分は意識して摂ることが望まれます．

妊娠，出産に関連して妊婦は精神的に不安定となることはよく知られています．ただし，妊娠中よりもむしろ産褥期に発生する精神的な問題（マタニティーブルーズなど）のほうが，はるかに多岐にわたり頻度も高いことに留意する必要があります．褥婦に接するときは，出産という命懸けの大事業を乗り越えたばかりであるということを念頭におき，十分にねぎらい，さらに母親としての満足感を味わい，育児にも自信がもてるよう，夫や家族などからの精神面での支援がとくに重要となります．

b．褥婦に対する歯科治療における留意点

褥婦が歯科を受診するのは，激しい痛みや腫れ，修復物の脱離などの緊急のケースが多いと思われます．そのような場合には，褥婦の体調や身体的変化に注意して治療を行うとともに，マタニティーブルーズなど，とりわけ精神面に対する十分な配慮が必要となります．

妊婦の場合と同様に，口腔内に関する病状の説明を行うときに，ネガティブな表現ばかりを用いて，褥婦の不安をさらに高めてしまうことがないように留意しなければなりません．適切な処置によって痛みや腫れなどの症状は改善できること，妊娠期に顕著であった歯肉の腫れや出血は，亢進した女性ホルモンの一時的な影響であり，ていねいなブラッシングでかなり改善できることなど，安心できるポジティブな言葉がけや情報提供を意識して行うことが大切です．

まずは問診に十分な時間をとり，これまでの既往歴や妊娠中の口腔内の状況などを詳細に質問し，会話を通して褥婦の心理状態を把握することが必要となります．さらに，現状の説明と適切な改善策を，医療従事者が明るい表情と自信をもった態度で説明し，具体的な治療方針を褥婦とよく相談したうえで決定する必要があります．

この時期は2，3時間ごとの授乳に加え，育児，家事の負担も重なり，心身ともに疲れがピークとなっている状況であることを理解し，歯科治療は極力短時間で少ない回数ですませることが望ましいでしょう．適切な応急処置を行い，褥婦の体調が回復する数か月先まで治療の再開を待つことも良いと考えます．

また育児中に歯科を受診する場合，乳幼児を預けられる場合は良いのですが，そうでない場合も多いので，小さい子ども連れでも気兼ねなく歯科医院が受診できるように，母親の治療中にスタッフが子どもを預かることができる体制を整えておくことも望まれます．

c．授乳中の薬剤使用（表3-7）

出産後，授乳中の母親が薬剤の服用を必要とする場合には，母乳中に移行する薬剤の影響に配慮しなければなりません．とくに月齢が低い乳児（3か月未満）は肝代謝機能や腎排泄機能が未発達なうえ，血清蛋白結合能も低く，母乳に移行した薬物を摂取した場合，少ない量であってもその影響を受ける可能性があるからです．

また安全とされる薬剤を母親が服用した場合であっても，乳児の機嫌，哺乳状態や睡眠状態，下痢などの問題がないかを注意しながら薬剤を適切に使用し，母親の疾患や炎症，疼痛などの問題を効果的に改善する必要があります．授乳中の母親の歯科治療時には，薬剤や局所麻酔薬の母乳への移行について不安を抱く母親が多く，これらの使用前には安全性に関する十分な説明ならびに同意が必要となります．

表3-7 授乳中でも比較的安全な薬剤(参考文献41より引用改変)

商品名 (一般名)	大分県「母乳と薬」研究会[※1]		Hale.TW[※2] AAP[※3]	授乳婦と薬[※4] 成育センター[※5]	生体利用率[※6] M/P比[※7]	TID[※8] RID[※9]
カロナール® (アセトアミノフェン)	◎	母乳中への移行は極少量で，母乳育児に適している．	L1 6	A 可能	85% 0.91-1.42	0.915mg/kg/日 6.41%
ボルタレン® (ジクロフェナクナトリウム)	◎	母乳中への移行は少量で，母乳育児に適している．乳児がインフルエンザなど罹患時は使用回避．	L2	A 可能	complete	0.015mg/kg/日 1.00%
ロキソニン® (ロキソプロフェンナトリウム)	○	母乳中への移行は微量．未変化体・代謝物ともに半減期は短く，蛋白結合率は高い．		C②		
サワシリン® (アモキシシリン)	◎	母乳中への移行は極少量で，母乳育児に適している．	L1 6	A 可能	89% 0.014-0.043	0.135mg/kg/日 0.95%
ケフラール® (セファクロル)	◎	母乳中への移行は極少量で，母乳育児に適している．	L1	A 可能	10%	0.031mg/kg/日 0.44%
フロモックス® (セフカペンピボキシル塩酸塩)	◎	海外での評価なし．600mg/日投与で母乳中に検出されず，移行量は少ない．				
クラリス®，クラリシッド® (クラリスロマイシン)	◎	母乳中への移行は極少量で，母乳育児に適している．	L1	A 可能		
ジスロマック® (アジスロマイシン水和物)	○	体内に長く残る製剤で，授乳中に蓄積する可能性がある．月齢が低く母乳のみの場合は注意が必要．	L2	可能	37%	0.420mg/kg/日 6.00%
タリビット® (オフロキサシン)	◎	母乳中への移行は少ない．潜在的関節異常のリスクはあるが，短期間(1〜2週間)の使用は許容できる．	L2 6	B 可能	98% 0.98-1.66	0.360mg/kg/日 3.10%
クラビット® (レボフロキサシン水和物)		潜在的関節異常のリスクはあるが，短期間(1〜2週間)の使用は許容できる．	L3	C② 可能	99% 0.95	0.750mg/kg/日 10.50%
アクロマイシン® (テトラサイクリン塩酸塩)	○	母乳中への移行は少ない．哺乳児の石灰化組織における悪影響の報告はない．3週間未満の使用は許容できる．	L2 6	可能	75% 0.58-1.28	0.171mg/kg/日 0.60%
ビブラマイシン® (塩酸ドキシサイクリン)	○	3週間未満の使用は許容できる．慢性的な投与は乳児に有害作用(歯の着色)の可能性がある．	L3(L4)	B 可能	90-100% 0.3-0.4	0.165mg/kg/日 4.0-5.7%

※1：大分県「母乳と薬」研究会：「◎」＝多くの授乳婦で研究した結果，安全性が示された薬剤．／母乳への移行がないか少量と考えられ乳児に有害作用を及ぼさない．「○」＝かぎられた授乳婦で研究した結果，乳児へのリスクは最小限と考えられる．／授乳婦で研究されていないが，リスクを証明する根拠が見当たらない．
※2：Hale.TW：「L1」＝もっとも安全．「L2」＝比較的安全．「L3」＝安全は中等度．「L4」＝有害の可能性．
※3：「ＡＡＰ」：「6」＝母親への薬物療法は通常母乳育児と両立できる．
※4：「授乳婦と薬」：「A」＝ヒト母乳中へ移行しない．微量で専門家が安全と評価．「B」＝ヒト母乳へ移行する．「C」＝ヒト母乳への情報がない(① 動物で移行が認められない，② 動物で移行が認められる，③ 動物実験が行われていない)．
※5」：「成育センター」：「可能」＝授乳中に使用しても問題ないとされる代表例．「不可」＝授乳中に使用してはいけないとされる代表例．
※6：生体利用率＝値が低い薬剤ほど，母乳を介して乳児が摂取する薬剤が少なくなる．
※7：M/P比＝Milk/Plasma ratio(母乳中薬剤濃度／母体血中薬事濃度比)．
※8：TID＝Theoretic Infant Dose(乳児の理論的薬剤摂取量)．
※9：RID＝Relative Infant Dose(相対的乳児薬剤摂取量)．RIDが10％以下であれば安全．1％以下ではまず問題にならない．

薬剤服用に関しては，妊娠中には胎児への催奇形性ならびに胎児毒性，発育への影響などがとくに問題となりますが，授乳中は母乳への移行性や乳児の薬剤摂取量などの要因が重要となってきます．したがって，妊娠中には使用禁忌であっても，授乳中においては使用可能となる薬剤も多くあります（表3-7）[41]．

歯科における使用薬剤の具体例として，鎮痛剤はアセトアミノフェン（カロナール®）であれば，乳児に対する安全性も高く，妊娠中と同様に第一選択として使用が可能です．ごく微量（数%）に母乳中に移行するこれらの薬剤の影響を避けるため，完全に授乳を休止する必要はないと考えられています．ちなみに，カロナール®の母乳中への移行に関しては，服用1，2時間後をピークとし，5，6時間後にはほぼ通常のレベルにまで低下することが確認されています．したがって，薬剤の影響について不安を拭いきれない母親には，薬の服用直前に授乳をすませ，4，5時間程度の時間をあけてつぎの授乳をすれば，まず問題がないと説明しています．

また，どうしても気になる場合には，人工乳に変えるか，たとえば難抜歯後で長期に服用をしなければならないような場合には，薬物服用を始める日の数日前からあらかじめ搾乳しておき，専用パックに入れて家庭用冷凍庫に凍結保存しておく方法も有用であることを伝えておくと良いでしょう．

抗生物質に関しては，セフェム系かペニシリン系であれば，これらも妊娠期と同様に安心して使用することができます．筆者らはセフェム系のフロモックス®を，「母乳へはほとんど移行しませんし，妊娠中にも安心して服用できる薬ですから，授乳を中止する必要はありません．小児用の同じ薬が赤ちゃんに処方されていて，安全性は非常に高いです」と説明を加え，第一選択としてよく処方しています．

また智歯周囲炎などで，著しい疼痛や炎症症状をともなう重症例においては，妊娠中とは違い，授乳中にはロキソニン®やボルタレン®などの非ステロイド性解熱鎮痛剤（NSAIDs）が服用可能であり，より強力な鎮痛効果を期待することができます．ただし，乳児の月齢が低い場合や，薬剤の蓄積を考慮し，ドライソケットなど長期投与となる症例には注意が必要となります．また，ボルタレン®を使用するときには，乳児がインフルエンザに罹患していないかどうかを確認し，罹患している場合は使用を回避すべきです．

一方，抗生物質に関しても，妊婦にも投与可能なマクロライド系抗生物質であるクラリスロマイシン（クラリス®）やアジスロマイシン（ジスロマック®）などの投与が授乳中にも可能です．ただし，ジスロマック®は，半減期が長く，母乳中への残留期間が約1週間と非常に長いため，月齢が低く母乳のみで育児をしている場合には注意が必要となります．もし抗生物質の服用によって乳児に下痢などの症状が現れた場合は，授乳を中止して人工乳に変えるなどの対応が必要となります．

また妊婦では投与禁忌であるニューロキノン系のオフロキサシン（タリビット®）やテトラサイクリン系のアクロマイシン®なども，1週間程度の最少投与であれば授乳中も投与可能とされています．しかし，ニューロキノン系の薬剤と鎮痛剤との併用は，痙れんなどの副作用が報告されているため併用注意となっています．またテトラサイクリン系の長期服用は，乳児の歯が黄色に着色する可能性があるため，3週間未満の服用が望ましいとされています．

13. 産褥期の心理的変化

妊娠，出産に関連して妊婦（とくに初妊婦）は精神的に不安定となることはよく知られていますが，妊娠中よりもむしろ産褥期（出産後1，2か月間）に発生する精神的な問題のほうが，はるかに多岐にわたり頻度も大きいことにも留意する必要があります．

つまり産褥期には女性ホルモンの急激な減少による母体生理機能の激変と，母親になったことによる環境変化や育児にともなう疲労などの諸要因が重なって，精神面において非常に不安定になりやすく精神障害を生じやすいことが明らかとなっています．

表3-8 マタニティーブルーズ，産後うつ病，産褥期精神病の比較(参考文献42より引用改変)

	マタニティーブルーズ	産後うつ病	産褥期精神病
発症時期	出産後約3～5日，10日頃まで	出産後2週間～数か月	出産後2～3週間
頻度（日本）	10～40％	3～9％	0.1～0.2％
危険因子	妊娠中の抑うつ症状 うつ病既往 PMDD（月経前不快気分障害）の既往	妊娠中のうつ病，うつ病，産後うつの既往，夫婦間の不良，社会的支援不全，妊娠中のストレス	双極性障害の既往，初産婦，産後精神病の既往
症状	抑うつ・不安・イライラ・思考力，集中力の低下，混乱，頭痛，疲労感	抑うつ・不安・イライラ・不眠・食欲不振・おっくう・思考力低下，自責感・身体症状	不眠・気分不安定・興奮・錯乱・混迷
予後	数日～1週間程度で自然に消失	3～6か月，経過が長引くことがある．つぎの出産で約30％が再発	2～3か月，つぎの出産で約30～50％程度の再発
治療	教育，支援，保証	パートナーなどの家族支援の動員，心理社会的ストレス軽減，個人精神療法・集団精神療法，抗うつ薬，電気痙れん療法，入院	入院，器質性病因除外のための検査，気分安定剤，抗精神病薬，ベンゾジアゼピン系薬物の処方

さらに，その後の育児期においても育児不安となる母親の割合は多く，歯科治療時においても妊娠中と同様，あるいはそれ以上に精神的な配慮が必要となります．

a. 産褥期における精神障害

産褥期に問題となる精神障害には，正常範囲の反応であるマタニティーブルーズから，産後うつ病や産後精神病などがあります．表3-8はそれぞれの精神障害の特徴について簡単に比較したものです．

b. マタニティーブルーズ

出産直後から10日頃に現れる一過性の軽い抑うつ状態で，10～40％の褥婦にみられます．主な症状は，涙もろさと憂鬱感で，ほかに不安，緊張，困惑などの精神症状とともに，疲れやすい，頭痛，食欲の低下，不眠など身体の不調もよく見受けられます．普通は軽症で数日のうちに終わるものであり，産後の育児不安にともなう正常な反応と考えられています．

ただしマタニティーブルーズが何週間も続き，症状が悪化するような場合は，母乳分泌や赤ちゃんの発達にも影響を及ぼし，そのまま育児不安や産後うつ病へつながることもあるため注意が必要です．

家族など周囲の人々が褥婦の気分の動揺に対して非難したり慌てたりせず，温かく寄り添い，継続的に注意して見守ることが重要となります．

c. 産後うつ病

出産後1，2週間～数か月で発症し，その頻度は，3～9％といわれています．症状としては，気分が

沈み，日常生活で興味や喜びがなくなるのが主症状ですが，そのほかに食欲の低下または増加，不眠または睡眠過多がみられます．また疲れやすく，思考力や集中力が減退します．必要以上に罪悪感を抱いて自分を責めたり，「自分はまったく価値のない人間だ」と感じたり，ときには死について繰り返し考える場合もあります．

これらの症状が2週間以上続き，著しい心理的苦痛を感じたり，家事や育児に障害をきたしたりする場合に，うつ病と診断されます．産後うつ病は，長期化する場合も多く，赤ちゃんの発達や親子関係に悪影響を及ぼす危険性が高いため，なるべく早期に専門機関を受診することが必要となります．

d．産褥期精神病

不眠や焦燥感などを訴えたのちに，しばしば妄想や幻覚などの精神病症状が出現し，それにともなって強い混乱や困惑，一時的な記憶や意識の障害がみられます．気分が不安定で，うつ状態や逆に病的に気分が高揚する躁状態などを示すことが特徴のひとつです．発症頻度は0.1〜0.2％とまれであり，出産後2週間以内の早期に急性に発症します．産褥期精神病の発症は，家族など周囲の人々にも明らかにわかります．

症状は薬物療法によって比較的改善することが多く，早期に精神科に入院し，医師による治療を受けることが必要となります．

出産直後の産褥期においては，褥婦の歯科治療を行うことは実はまれですが，痛みや充填物の脱離などの救急受診となる場合は当然あり得るので，そのような場合には褥婦の精神面に対する配慮が必要となります．

予約外で十分な時間が取れない状況下であったとしても，問診時の会話を通じ，精神的に不安定な状態となっていないかを注意深く推察しながら，患者の訴えを十分に聞き，まずは患者の不安を解消することが重要となります．明るい雰囲気となるように心がけ，重度なう蝕や膿瘍などの急性症状であったとしても，「なぜ，このようになるまで放っておいたのですか」などと患者を責めるような発言や，「このままでは多くの歯を抜かなければならなくなりますよ」などと言った，ネガティブな表現のみによる説明で患者の不安を増すことは避けなければなりません．

適切な緊急処置によって症状を改善できることを伝え，治療内容に関する説明はポジティブな表現で伝えることを心がけ，医療従事者が自信をもった態度で対応することが肝要です．とくに浸潤麻酔や投薬が必要な場合には，授乳に対する悪影響に対し褥婦が不安を抱く場合が多いため，安全性についての十分な説明が不可欠となります．

e．育児不安について

育児期の母親が「育児に自信がもてない．子どもを虐待してしまうのでは・・・」などの不安から，育児に支障が出てくる状態を育児不安といいます．

軽度な場合は，母親自身は育児不安に気づかず，子どものささいな体調の変化や症状のみに意識が集中していることも多く，頻繁に医療機関や相談機関を利用することがあります．

母親自身がはっきりと不安を認識しているために，訴えが執拗で程度が強く，専門機関では比較的簡単に育児不安の診断がつき，適切な対応をすることが可能です．しかし，歯科など一般の診療科では不合理な訴えと受け取られやすいため「不安の強い神経質な母親」としてそっけなく扱われることが多く，それが余計に母親の不安を喚起してしまうため，対応には注意が必要となります．

このような場合，医療従事者がわかりやすく説明しても，もう少し話をしたい様子や，納得できないような表情をするなど，微妙なサインがみられることが多く，それらを十分に汲み取ることが重要です．

医療従事者のほうから受容的に訴えを聞き，「ほかに何か不安なこと，心配なことはありませんか」など，不安や疑問に対して積極的にサポートしようとする姿勢を示すことが必要となります．

参考文献

1. 医療情報科学研究所(編). 病気がみえる vol. 10　産科　第2版. 妊娠経緯の全体像. 東京：メディックメディア. 2009；6-11.
2. 医療情報科学研究所(編). 病気がみえる vol. 10　産科　第2版. 胎盤ホルモン. 東京：メディックメディア. 2009；34-37.
3. 医療情報科学研究所(編). 病気がみえる vol. 10　産科　第2版. 妊娠に伴う母体変化. 東京：メディックメディア. 2009；38.
4. 滝川雅之. 妊婦の身体的変化. Dd隣接医学シリーズ妊産婦と歯科治療. 滝川雅之(編著). 東京：デンタルダイヤモンド. 2012；12-15.
5. Amar S, Chung KM. Influence of hormonal variation on the periodontium in women. Periodontol 2000；6：79-87. 1994.
6. Offenbacher S, Lin D, Strauss R, McKaig R Irving J, et al. Effects of periodontal therapy during pregnancy on periodontal status, biologic parameters, and pregnancy outcomes：a pilot study. J Periodontal. 2006；77；2011-2024.
7. Lopez NJ, Smith PC, Gutierrez J. Periodontal therapy may reduce the risk of preterm low birth weight in women with periodontal disease. a randomized controlled trail. J Periodontol. 2002；73(8)：911-924.
8. Xiong X, Elkind-Hirsch KE, Vastradis S, Delarosa RL, Pridjian G, Buekens P. Periodontal disease is associated with gestational diabetes mellitus：a case-control study. J Periodontol. 2009；80：1742-1749.
9. Canakci V, Canakci CF, Yildirim A, Ingec M, Eltas A, Erturk A. Periodontal disease increases the risk of severe pre-eclampsia among pregnant women. J Clin Periodontol. 2007；34：639-45.
10. 滝川雅之. 妊娠性エプーリスについて～実際の妊婦の症例から～. 小児歯科臨床叢書6. 妊婦の歯科治療とカウンセリング. 滝川雅之, 野本知佐(編著). 大阪：東京臨床出版. 2004；186-195.
11. 仲井雪絵.「マイナス1歳」からはじめるむし歯予防. 東京：オーラルケア. 2011.
12. 小林賢一. 歯の酸蝕の治療と予防. 歯が溶ける～エロージョンの診断から予防まで～. 東京：医歯薬出版. 2009；24-30.
13. 楠憲治　鶴本明久. 妊娠時に起こりやすい歯と口の病気①. 歯と口の健康百科.(伊藤公一ほか編著). 東京：医歯薬出版. 1998；78-83.
14. 滝川雅之, 柴田眞吾. 特集【完全保存版】あんしんのマタニティ歯科Q & A. DH style. 2015；9(108)：17-19.
15. 滝川雅之ほか(監修). ママと赤ちゃんのお口の健康Book. 大阪：サンスター株式会社. 大阪：2008.
16. 医療情報科学研究所(編). 病気がみえる vol. 10　産科　第2版. 妊娠初期の異常. 東京：メディックメディア. 2009；76-79.
17. つわりで悩んでいる人のためのサイト・若葉マークくらぶ. http://www.pixy.cx/~kamosika/.
18. 滝川雅之, 友野康江. 妊娠初期. Dd隣接医学シリーズ妊産婦と歯科治療. 滝川雅之(編著). 東京：デンタルダイヤモンド. 2012；43-47.
19. 滝川雅之, 柴田眞吾. 特集【完全保存版】あんしんのマタニティ歯科Q&A. DH style. 2015；9(108)：18, 21, 24.
20. 安井利一. 妊娠時の口腔清掃. 歯と口の健康百科.(伊藤公一ほか編著). 東京：医歯薬出版. 1998；63-68.
21. Offenbacher S1, Katz V, Fertik G, Collins J, Boyd D, Maynor G, McKaig R, Beck J. Periodontal infection as a possible risk factor for preterm low birth weight. J Periodontol. 1996；Oct；67(10 Suppl)：1103-1113.
22. 滝川雅之, 柴田眞吾. 特集【完全保存版】あんしんのマタニティ歯科Q&A. DH style. 2015；9(108)：22-24.
23. Chambrone L, Guglielmetti MR, Pannuti CM, Chambrone LA. Evidence grade associating periodontitis to preterm birth and/or low birth weight：I. A systematic review of prospective cohort studies. J Clin Periodontol. 2011；38(9)：795-808.
24. 中村梢, 立石ふみ, 中村利明, 野口和行. 歯周病と産婦人科疾患の関連性―最近の研究動向について―. 日歯周誌. 2012；54(1)：5-10.
25. 滝川雅之. 妊娠中に高まる歯周炎発現のリスクの概説～実際の妊婦の歯周炎症例から～. 小児歯科臨床叢書6. 妊婦の歯科治療とカウンセリング. 滝川雅之, 野本知佐(編著). 大阪：東京臨床出版. 2004；177, 178, 180.
26. Ye C et al. The anti-phospholipid antibody-dependent and independent effects of periodontopathic bacteria on threatened preterm labor and preterm birth. Arch Gynecol Obstet. 2013；288(1)：65-72.
27. 滝川雅之. 妊娠中に高まる歯周炎発現のリスクの概説～実際の妊婦の歯周炎症例から～. 小児歯科臨床叢書6. 妊婦の歯科治療とカウンセリング. 滝川雅之, 野本知佐(編著). 大阪：東京臨床出版. 2004；170-182.
28. 滝川雅之, 西村英紀, 村山洋二. ある早期発症型歯周炎患者の妊娠期における歯周治療. 日歯周誌. 2002；44(1)：37-45.
29. 滝川雅之. 妊婦の口腔内の変化, 歯周治療. Dd隣接医学シリーズ妊産婦と歯科治療. 滝川雅之(編著). 東京：デンタルダイヤモンド. 2012；22, 23.
30. 滝川雅之, 石田厚子, 佐々木祥子, 佐々木知津, 塩見信行. 二度の妊娠期に巨大なエプーリスを発症した症例. 日歯周誌. 2009；51(suppl-spring)：145.
31. 齋藤滋, 中島彰俊, 島友子：妊娠と免疫. 周産期医学. 2010；40：1569-1573.
32. 滝川雅之, 柴田眞吾. 特集【完全保存版】あんしんのマタニティ歯科Q&A. DH style. 2015；9(108)：17-19.
33. 医療情報科学研究所(編). 病気がみえる vol. 10　産科　第2版. 妊娠高血圧症候群. 東京：メディックメディア. 2009；92-99.
34. Boggess KA, Lieff S, Murtha AP, Moss K, Beck J, Offenbacher S. Maternal periodontal disease is associated with an increased risk for preeclampsia. Obstet Gynecol. 2003；Feb；101(2)：227-231.
35. Hirano E, Sugita N, Kikuchi A, Shimada Y, Sasahara J, Iwanaga R, Tanaka K, Yoshie H. The association of Aggregatibacter actinomycetemcomitans with preeclampsia in a subset of Japanese pregnant women. J Clin Periodontol. 2012；39：229-238.
36. 医療情報科学研究所(編). 病気がみえる vol. 10　産科　第2版. 合併症妊娠. 東京：メディックメディア. 2009；184-196.
37. 山下明子, 西村英紀. 歯周病の糖尿病への関わり. 糖尿病と歯科治療. デンタルダイヤモンド. 2012；88-92.
38. 山下明子, 西村英紀. 糖尿病の歯周病への関わり. 糖尿病と歯科治療. デンタルダイヤモンド. 2012；93-101.
39. Munenaga Y, Hiroshima Study Group, Yamashina T, Tanaka J, Nishimura F. Improvement of glycated hemoglobin in Japanese subjects with type 2 diabetes by resolution of periodontal inflammation using adjunct topical antibiotics：results from the Hiroshima Study. Diabetes Res Clin Pract. 2013；100(1)：53-60.
40. 医療情報科学研究所(編). 病気がみえる vol. 10　産科　第2版. 産褥の生理. 東京：メディックメディア. 2009；306.
41. 大分県「母乳とくすり」研究会(編). 母乳とくすりハンドブック. 2010.
42. 加茂登志子. 成年期, 成熟期に好発する精神障害. ウーマンズヘルス女性のライフステージとヘルスケア. 久米美代子, 飯島治之(編著). 東京：医歯薬出版：2007；101-105.

コラム4　妊産婦に対する禁煙支援のポイント

妊娠するとそれまで喫煙をされていた妊婦さんでも，お腹の赤ちゃんのことを思って大半の方は自らの意志でキッパリと禁煙されます．また，つわりによってタバコを受け付けなくなり，自然と禁煙できる妊婦さんも多いようです．しかし，出産後には気の緩みや育児ストレスなどから，「1本だけなら大丈夫」とついタバコを口にしてしまい，結局は再喫煙となってしまうケースも多くあります．

「禁煙支援」と聞くと，喫煙者に喫煙を止めさせるための支援をイメージすると思いますが，禁煙した患者さんを再喫煙しないように継続的に支援することも禁煙支援の重要な役目です．筆者はとくに妊娠をきっかけに禁煙した妊婦さんには，妊娠中に再喫煙防止のための禁煙支援を積極的に行い，「タバコの害から自分自身の健康，そして，かけがえのない赤ちゃんの生命を守るためにも大切である」と話しています．

また喫煙が流・早産や低体重児出産，あるいは，胎盤早期剥離など母子の命にもかかわる重大なトラブルの発症リスクを高めることや，乳幼児突然死症候群にも関連するなどのショッキングな情報[1]でも，禁煙された妊婦さんであればストレートに伝えることができます．

妊娠中は健康に対するモチベーションが非常に高まるため，禁煙に関する情報のみならずう蝕や歯周病予防の話にも熱心に耳を傾けてくれます．とくにお腹の赤ちゃんのこととなると目の輝きが違ってくるので，生まれて来る赤ちゃんのう蝕予防の話（う蝕細菌の母子伝播予防など）や出産後の母子同時の定期健診の重要性についても必ず伝えています．

一般の無関心期の喫煙患者さんに禁煙の話をすると，迷惑そうな顔をされて聞き流されてしまうことが多いのですが，当院の歯科衛生士からは禁煙した妊婦さんやパートナーの方が喫煙者である妊婦さんたちが「本当に熱心に私たちの話を聞いてくれるので，禁煙支援にやりがいを感じるし，楽しいです」との報告を受けています．

妊娠中の歯科診療を通して得た信頼関係を基盤として，出産後にも母子同時の定期健診へとつなげることができれば，再喫煙防止のための禁煙支援を継続して行うことができます．歯科医院こそ禁煙支援を行うのには最適な場所であるというのが筆者の考えです．とくに妊婦や子育て中の女性患者さんに対しては，歯科衛生士は同性としてのきめ細やかな配慮はもちろんのこと，妊娠・出産・子育ての経験者であれば，「先輩女性」としての説得力あるアドバイスもできるので，健康・育児支援，教育支援，食育などのさまざまな分野においても，自信と誇りをもって輝いて歯科衛生士業務に取り組んでもらうことができます．先生方の歯科医院も，妊娠を契機に禁煙した妊婦さんの禁煙支援をすることをぜひお勧めします．

（医療法人緑風会ハロー歯科：滝川雅之）

参考文献
1. US Department of Health and Human Services. The Health Consequences of Involuntary Exposure to Tobacco Smoke. 2006.

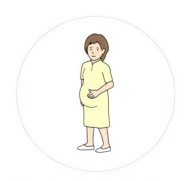

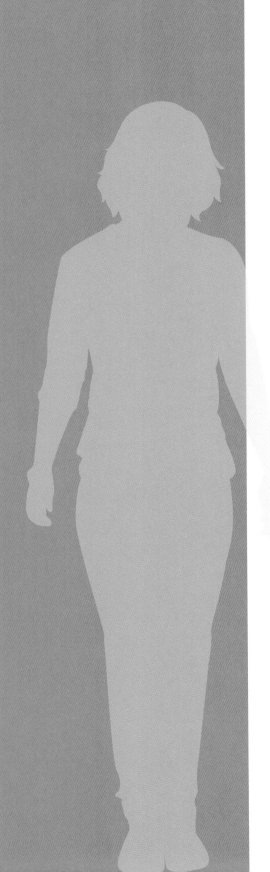

女性患者さんを診る
―少女期〜妊娠期〜高齢期までの歯科医療のかんどころ―

第4章 中年期

滝川雅之／大森一弘

第4章

1．中年期

　中年期（おおよそ40代前半〜60代中頃）は閉経周辺期に相当し，女性のライフステージにおいては，生殖期（reproductive stage）から非生殖期へ移行する期間に相当します．この期間において女性はいわゆる更年期を迎え，加齢にともなう身体の各種機能の変化が急激に加速します．さらに社会的，家庭的，心理的に変化の多い時期でもあり，比較的ストレス環境下で過ごす時間が増えているため，身体的な側面だけではなく，心理的・社会的な側面からも周囲の支援が必要となります．人生の完成期ともいえる老年期や長寿期を健やかに過ごすためには，中年期から心と身体そして口腔内の健康維持に対応することが必要となります．

　中年期を取り巻く環境面として，家庭では子どもが思春期に入り，子ども中心の生活から，子どもと親がそれぞれに独立した生活に変化してきます．そして，子どもが巣立つ淋しさを経験する過程で，夫婦関係の再構築が必要となる時期です．また数年にわたり親の介護が必要になる場合もあります．それらの課題に柔軟に対応することで，母親としての役割も必然的に変化してきます．

　働く女性の場合は，これまで最前線で働いていた立場から，上司や管理職といった立場となり，人に教わる立場から，人を教え，指導する役割に転換を求められます．仕事上での自分の能力や地位の限界もみえはじめ，若い頃に抱いた希望と現実のはざまで揺れ動くこともあります．

　これまで中年期は，老年期に向かって衰えていく時期というネガティブな感じでとらえられてきました．しかし，日本女性の平均寿命が87.05歳となった現代では，人生のピークは青年期〜中年期に加え，中年期〜老年期の2つが存在するといえます．したがって，女性の中年期は第二の人生の再出発点でもあり，新たな価値観を築いて自分自身をつくり上げていく充実の年代と呼ぶことができます．

2．中年期の心理的側面

　中年期の女性にとって配慮したい精神的疾患には以下のようなものがあります[1]．

a．空の巣症候群

　中年期によくみられる抑うつ症状で，子育てに専念していた女性が，子どもの自立（大学進学や就職，結婚など）による環境的要因と，更年期のホルモン変動などの内的要因が重なり合い，喪失感や虚脱感，不安感，葛藤状態，うつ症状などを示すことをいいます．また，頭痛・腹痛・めまい・肩こり・腰痛など不定愁訴として身体症状をともなうこともあります．

　空の巣症候群になりやすい人は，「専業主婦で子育てに没頭し自分のことは二の次」といった傾向があるようです．また人付き合いも少ないことが多く，子どもに親離れされると，献身の対象を失い，心に大きなダメージを受けてしまいます．逃避行動として台所にこもって「キッチンドリンカー」になり，アルコール依存症となるケース，さらに不眠や手の震えなどのさまざまな症状が現れる自律神経失調症やうつ病となるケースもあるため十分な注意が必要です．

b．台所症候群

　家庭での家事・育児の仕事を全面的に引き受けている専業主婦が，「母親・妻の役割行動」によって規定される自己のアイデンティティー（親子関係・夫婦関係）に疑問を抱き，家事全般に強いストレスを感じ始めたときに発症しやすい症候群です．

　台所に立って食事の支度や片付けをしようとすると，急にめまいや吐き気，頭痛が生じたり，突発的な不快感や怒り，不安感に襲われたりして，家事全般に対する意欲や関心を失ってしまいます．「やらなければ」と焦るほど何もできなくなるようです．

表4-1 主人在宅ストレス症候群の夫の特徴と予防策（参考文献2より引用改変）

夫の性格類型の特徴（チェックリスト）	予防策
□ 束縛感や不自由さを妻に感じさせる □ 高圧的な態度で妻に命令する □ 家事全般をすべて妻に任せている □ 家ではダラダラしてほとんど自分で動かない □ 価値観が男尊女卑的で亭主関白 □ 妻の外出行動を制限し，趣味や習い事などに理解がない □ 威圧感や圧迫感を示し反論や異論を許さない	妻の不満やストレスに共感して耳を傾けること 妻1人を家庭で働かせずに夫が積極的に手伝うこと 悩みや問題を率直に話し合える家庭の雰囲気をつくること お互いに1人になれる時間をもつこと

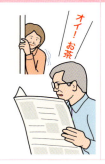

夫婦円満

c. 主人在宅ストレス症候群

定年退職となった夫が長時間家にいて，妻に束縛感・不自由感・居心地の悪さを感じさせる精神的ストレスを与えることによって生じる症候群です．症状は更年期障害と同じく千差万別で，情緒不安定のイライラ感や不快な抑うつ気分，不安感・焦燥感が慢性的に生じます．胃潰瘍や過敏性腸症候群，高血圧など身体の病変をともなう心身症や，うつ病に似た精神症状などを生じることがあります．

本症候群を引き起こす夫側の特徴や予防法などを表4-1に列挙しました．妻がストレスを覚える理由を十分理解し，積極的に家事の手伝いをすること，妻の不満に共感的に耳を傾け，率直に話し合える家庭の雰囲気をつくることなどが夫側には大切です．夫が昼間，外に出て自分だけの活動をみつけることが解決策になることもあります．また精神科（神経科）でカウンセリングを夫婦一緒に受け，専門家からのアドバイスをもらうのも良いでしょう．

d. 燃え尽き症候群

外で仕事をしながら家庭でのさまざまな役割をも果たさなければならない中年期の女性は，「家庭での家事・子育て・介護」と「会社での仕事・昇進」の両立をするために，限界を超えて一生懸命に働き続け，心身ともに疲労困憊し切って燃え尽きてしまい，無力感や抑うつ感，意欲減退，疲労感と無気力を特徴とする症候群が発症してきます．また過度の介護疲れや夫の度を超えたわがままなどがある場合には，専業主婦であっても燃え尽き症候群の状態に陥る場合があります．

本症候群の背景には過労とストレスがあるので，十分な休養をとって心に栄養を与えることや，余裕とゆとりをもつことが予防策となります．

できれば長期休養をとって，仕事を忘れて気分転換するのが一番です．家族との時間，趣味や友達との会話など，とにかく仕事のことを考えないような環境を整えることが必要です．また燃え尽き症候群のことを知識として理解しておくこと，そして個人生活を充実させて息抜きができる何かをみつけることも大切です．

e. うつ状態

更年期にみられるうつ状態は，更年期障害によるものだけでなく，更年期に発症したうつ病性障害であることも多く，それぞれの鑑別が非常に難しくなります．ただし閉経周辺期に女性のうつ発症率は明らかに上昇し，閉経後は次第に減少することから，エストロゲンはうつ発症に関与していることが考えられます．

うつ病のなかには神経症状よりも，睡眠障害，頭痛，食欲不振，疲労感，性欲減退などの身体症状が前面に出ているものがあり，その場合は「仮面うつ病」と呼ばれます．ただし女性の場合，更年期障害と診断されてしまうことが多いようです．うつ病が進行し，人に会うのが嫌になったり，テレビをみるのも嫌になったりするような場合には，自殺にいたる可能性

もあるので，早めに婦人科や精神科の受診が必要となります．

更年期障害において抑うつ気分主体の精神性更年期障害と診断された場合，治療法としては，ホルモン補充療法（HRT），漢方療法，向精神薬治療，カウンセリング・精神療法などがあります．内分泌学的要因が背景になっている場合はHRTが，心理的・社会的要因が背景ならば，抗うつ薬，抗不安薬が主体となります．

3．更年期障害

a．生殖期と非生殖期の間の移行期

女性のライフステージにおける大きな転換期は，子どもから成人になる思春期と，成熟期から人生の終結に向かう更年期であると言えます．更年期とは，生殖期（性成熟期）と非生殖期（老年期）の間の移行期を言い，卵巣機能が衰退し始め消失する時期，すなわち閉経の前後数年間の45〜55歳頃に相当します．

初経，妊娠・出産，閉経といった女性特有の体の働きを支配しているのが，卵巣から分泌される女性ホルモン，とくに卵胞ホルモンであるエストロゲンです．エストロゲンは40歳頃から低下しはじめますが，一方で脳下垂体から性腺刺激ホルモン（LH, FSH）が過剰に分泌されるため，ホルモンバランスが崩れることで更年期障害が起こると考えられています．

中年女性の約25％が更年期障害といわれる心身の不快な症状に悩まされますが，症状の現れ方は人によってさまざまです．これは更年期症状にはホルモン低下などの身体的要因に加え，その人の性格などの心理的要因や環境などの社会的要因が関与しているためです．とくに家庭や職場でのストレスは自律神経系に影響し，更年期症状を重くするため，精神面での配慮がとくに必要となります．

b．更年期障害症状

さまざまな身体的および精神神経症状が現れるのが更年期障害の特徴ですが，エストロゲン低下にともない急速に発現する①早発症状（のぼせ，ほてり，冷え症，発汗異常，動悸，頭痛，めまい，手足のしびれ，蟻走感，肩こり，腰痛，うつ状態，イライラ感，不眠，疲れやすいなど）と，閉経後数年から10年以上してから発生する②遅発症状（性交痛，萎縮性〈老人性〉膣炎，尿道炎，尿失禁，皮膚委縮，肥満，腰痛，肩こり，骨粗鬆症，骨量減少症，動脈硬化症など）があります．

更年期障害の検査は**表4-2**の指数も利用しながら，問診によって症状の程度を把握し，身体の器質的異常の有無を確認し，血管運動，神経障害ならびに精神・神経障害との鑑別を検査によって明らかにしたうえで診断されます．つまり，①更年期年齢の女性であること，②エストロゲン減少にもとづく症状（ほてり，発汗，不眠など）が主であること，③他科の器質的な疾患の存在がないことによって更年期障害であると診断されます．

4．中年女性のメタボリックシンドローム

a．メタボリックシンドローム

メタボリックシンドロームとは，内臓脂肪の蓄積によってインスリンの働きの低下が起こり，糖代謝異常（耐糖能異常，糖尿病），脂質代謝異常（高中性脂肪血症，低HDLコレステロール血症），高血圧などの動脈硬化の危険因子が集積している状態です．それぞれの危険因子の程度が軽くても，重複して存在すると動脈硬化の危険性が相乗的に高まるため，中年期においてはとくに注意が必要な疾患のひとつといえます．

内臓脂肪が蓄積すると，脂肪細胞からのさまざまなアディポサイトカインの分泌が亢進し，インスリン抵抗性や血栓形成が引き起こされると考えられています．さらに，インスリンの働きを高め，抗動脈硬化作用があるアディポネクチンの分泌が著しく減少するため，これらのことが糖尿病や動脈硬化性疾患の発症に関連すると考えられています（**図4-1**）．

表4-2 Kupperman 更年期指数(menopausal index)

症状	重症度				症候群	評価(facter)
種類	強(3)	中(2)	弱(1)	無(0)		
①顔が熱くなる(ほてる) ②汗をかきやすい ③腰や手足が冷える ④息切れがする	□ □ □ □	□ □ □ □	□ □ □ □	□ □ □ □	①血管運動神経障害様症状	4
⑤手足がしびれる ⑥手足の感覚が鈍い	□ □	□ □	□ □	□ □	②知覚障害様症状	2
⑦夜になかなか寝付かれない ⑧眠ってもすぐ目を覚ましやすい	□ □	□ □	□ □	□ □	③不眠	2
⑨興奮しやすい ⑩神経質である	□ □	□ □	□ □	□ □	④神経質	2
⑪つまらないことにクヨクヨする 　（憂うつになることが多い）	□	□	□	□	⑤憂うつ	1
⑫めまいや吐き気がある	□	□	□	□	⑥めまい	1
⑬疲れやすい	□	□	□	□	⑦全身倦怠	1
⑭肩こり，腰痛，手足の痛みがある	□	□	□	□	⑧関節痛・筋肉痛	1
⑮頭痛がする	□	□	□	□	⑨頭痛	1
⑯心臓の動機がある	□	□	□	□	⑩心悸亢進	1
⑰皮膚を蟻がはうような感じがある	□	□	□	□	⑪蟻走感	1

更年期の症候群として11項目を取り上げ，その評価により3段階の点数を割り当てている．さらに症状の重症度により4段階に分類評価とし，11症候群の評価と症状群に属する各症状の最高の重症度との積を加算して指数を求め，更年期障害の度合いを総合的に判断する(参考文献3より引用改変).

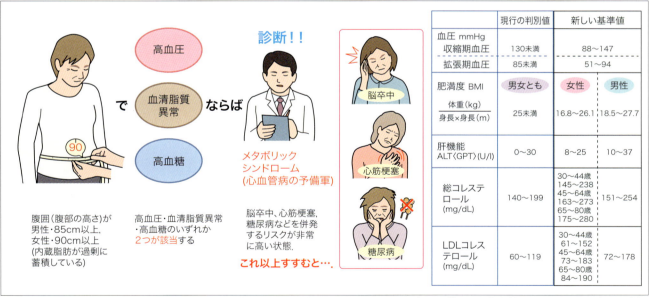

図4-1 メタボリックシンドローム(厚生労働省研究班2016年基準より．ただし図中右の「新しい基準値」は2018年より適用予定).

b. 女性のメタボリックシンドロームの診断基準

近年の海外での基準との違いや性別の違いなどを考慮した新基準が発表されました．新基準は収縮期血圧88～147mmHgで拡張期血圧51～94mmHg，肥満度指数BMIが男性で18.5～27.7となり，女性で

第4章

16.8～26.1となりました．総コレステロールも男性は151mg/dL～254mg/dL，女性では年齢別に数値基準が変更されました．腹囲も女性が90cmから80cmへと変更が検討されています（図4-1）．

c．女性のメタボは更年期からが要注意

女性ホルモン（エストロゲン）の分泌が低下する更年期から閉経期以降の女性は，体質が変化してコレステロール値が上昇し，さらに内臓脂肪が溜まりやすくなるため，まさにメタボリックシンドロームになりやすい状態となります．これらは自覚症状が少なく，気づかないうちに動脈硬化が進み，心筋梗塞や脳梗塞など，生命にかかわる重大な疾患を引き起こしてしまうというケースも少なくありません．

しかし，この時期の女性は，まだ思春期の子どもの世話や親の介護，さらに仕事をもつ女性には家事との両立で多忙であることが多く，自分の体調が悪くても無理をしてしまい，病院に行くのを後回しにしてしまいがちです．このことのツケがあとで回って来ないように，定期的な健康診断を受けるなど，自己の健康管理をしっかりと行う必要があります．

とくに専業主婦の場合，定期的に健康診断を受ける機会が非常に少ないのが現状であるため，市町村で行われている健康診断を積極的に利用するなど，各種の疾患に対する早期発見・治療が非常に大切となります．

歯科に通院する中年期の女性には，問診において必ず血圧や血糖値，中性脂肪値などの情報を聞き出し，数年来内科健診を受けていない患者には健康診断を受けることの重要性を説明し，歯科治療を行ううえでも内科および婦人科の受診を勧めることが必要です．

5．中年女性と高血圧

a．高血圧

高血圧（血圧が140/90mmHg以上）は，発症原因によって「本態性高血圧」と「二次性高血圧」に分類されます．本態性高血圧は原因がはっきりと判明しないもので，遺伝的要素に生活習慣が影響して発症すると考えられています．一方，心臓や腎臓疾患などほかの疾患が原因で引き起こされるものは二次性高血圧と呼ばれます．

高血圧の90％以上は本態性ですが，中年期以降からは年齢が上がるとともに血圧も上がる傾向があり，とくに女性の場合には注意が必要です．すなわちエストロゲンには前述したように血管の収縮や老化を防ぐ作用があるため，その分泌が低下する更年期前後から徐々に血圧が上昇し，閉経以降は高血圧と診断される女性の割合が増加するためです．

高血圧の症状については，頭痛，肩こり，めまい，耳鳴り，動悸，息切れ，むくみなどがあります．

b．女性の高血圧患者の歯科対応

歯科治療に対して不安を抱く女性は多く，そのため精神的緊張やストレス，痛みなどが血圧上昇に影響するので，このような女性の高血圧患者に対しては処置中の不安や痛みを極力軽減できるように配慮する必要があります．まずは患者との信頼関係を築くために十分なコミュニケーションをとることが安心・安全な歯科治療を行ううえでの基盤となります．

加えて，内科医への照会を行い，全身状態ならびに投薬内容を把握しておくことは，患者にとっても信頼と安心感につながるでしょう．局所麻酔を行う場合は，刺入前に表面麻酔薬を塗布し，33Gの細い注射針や電動麻酔器を使用するなど，極力痛みの少ない麻酔法を行います．

ある程度の目安として，収縮期血圧が180mmHg以上，拡張期血圧が110mmHg以上の場合は，歯科治療を控えることが望ましいといわれています．治療中に血圧が急激に上昇した場合には，チェアーを少し起こして半座位とし，酸素吸入を行い安静にします．緊急時には降圧剤や血管拡張剤を用いなければならない場合もあるので，普段から緊急時に歯科医師ならびにスタッフが冷静な対応が取れるように，マニュアル作成など院内環境を整えておくことが必要です．

6. 中年女性と心疾患

a. 虚血性心疾患

　心筋に栄養を送る冠状動脈に動脈硬化ならびに血栓ができ，血流が妨げられて心臓に傷害を起こすのが虚血性心疾患で，狭心症と心筋梗塞があります．動脈硬化の誘因には高血圧，高脂血症，糖尿病，肥満，喫煙などが関与するため，とくに女性の中年期でメタボリックシンドロームの患者は虚血性心疾患となるリスクが高く注意が必要となります．

　厚生労働省の発表（2015年）では，死亡率の1位である悪性新生物は男性が65～69歳がピークであるのに対し，女性は55～59歳であり，それ以降では2位の心疾患の占める割合が増えてきています．90歳以上では女性の死亡原因1位となる疾患であり，歯科治療を行う際には個々の患者の全身状態を把握しておくことが不可欠となります[4]．

　症状として，狭心症では締めつけられるような胸痛や圧迫感が生じますが，発作は数分から十数分程度で消失します．ただし安静にしていても30分以上胸痛が持続する場合は，より重症である心筋梗塞を疑い，救急車を呼ぶなど速やかな対応が必要となります．

　女性の場合，特徴的な胸痛以外の症状として，左肩や左側顎部への放散痛，さらに歯痛や左側上腕の重い感じなどを訴えることも多いとされており，問診や観察によって狭心症に関連するこれらの症状を確認することができるように意識しておくことが重要です．

　狭心症の発作時にはニトログリセリンが有効で，舌下錠やスプレーなどを歯科治療時には必ず持参するように指示します．また心筋梗塞の予防として抗凝固薬や降圧剤，抗不整脈薬などを服用している場合も多いので，抜歯など観血処置を行う場合は十分な注意が必要となります．

　歯科治療前には必ず体調について確認するとともに，発作の既往，間隔なども詳しく問診をして，発作後約6か月間であれば応急処置にとどめるなどの配慮が必要です．

b. 不整脈

　不整脈とは心拍のリズムが乱れた状態で，一時的な乱れから突然死となるものまでその発症はさまざまです．症状としては，動悸，めまい，失神，頸部違和感，息切れ，胸痛などが挙げられます．

　治療として薬物療法やペースメーカーの埋め込み手術を受けている場合もあり，歯科治療前には，詳細な問診と全身状態に関する主治医への照会は不可欠です．ペースメーカー使用患者は，原則的には電気メス，超音波スケーラーの使用は禁忌とされています．

7. 中年女性と糖尿病

a. 糖尿病とその合併症

　エストロゲンには，インスリンの感受性を上げる作用があるため，血糖は下がりやすくなります．一方，排卵後に出るプロゲステロンにはインスリンを効きにくくする作用（インスリン抵抗性）があり，エストロゲンと逆に血糖は上がりやすくなります．

　閉経前の更年期では排卵が不規則となり生理周期も乱れることが多くなるため，女性ホルモン分泌の変調にともなって血糖が変動する可能性があります．中年期の女性においては，徐々に低下するエストロゲンによって少しずつ血糖は上がりやすくなっていきます．

　一方，エストロゲンには内臓脂肪をつきづらくさせる効果があるため，更年期となりエストロゲンが減ってくると内臓脂肪が多くなってきます．さらに，女性のエストロゲンは60歳頃を境にして男性よりも少なくなり，閉経後は男性よりもさらに内臓脂肪がつきやすくなる傾向があります．したがって肥満や生活習慣病が増え，インスリン抵抗性が上昇するという理由からも，女性は更年期から閉経後にかけて糖尿病になりやすくなると考えられています．

　実際，女性は閉経すると男性に比べ，境界型糖尿病は2.3倍，糖尿病は5.7倍発症しやすくなるという

データがあります.

2型糖尿病は発症しても長期間自覚症状がなく,口の渇きや頻尿,だるさなどの症状が出たときにはかなり進行しています.恐ろしいのは糖尿病により引き起こされる合併症です.

糖尿病性合併症としては,網膜症,腎症,血管・神経障害があります.網膜症は重症化すると失明につながり,腎症が重症化すると血液透析治療が必要になります.また血管・神経障害が重症化すると,心筋梗塞や足壊疽による足切断など,QOLが非常に低下する結果となってしまいます.

このような背景から,糖尿病患者は合併症を発症しないように厳密に血糖コントロールを維持するように努めなければなりません.早期発見のためには,健康診断や人間ドックなどを定期的に受けることが重要となります.以下に糖尿病の3大合併症を挙げておきます.

①糖尿病網膜症:高血糖で網膜に張りめぐらされた血管に負担がかかり,網膜に影響が出ます.視力低下などの症状もなく病気が進行していき,失明してしまうこともあり,成人失明の原因の大部分を占めるとされています.糖尿病の人は眼科の検査を定期的に受けることが大切です.

②糖尿病腎症:高血糖で腎臓の機能が低下します.放置しておくと腎不全になり人工透析が必要になります.尿にタンパク質が出始める前に発見して,血糖値や血圧のコントロールを厳密にする必要があります.

③糖尿病神経障害:早い時期に現れる合併症です.末梢神経に障害が起きて手足にしびれや痛みが出たり,自律神経の機能が低下して発汗異常や胃腸の働きが悪くなったりします.末梢神経の感覚が鈍ると,怪我をしても気づかずに感染症をまねくこともあります.

これらの3大合併症以外にも,動脈硬化や心筋梗塞,脳卒中,歯周病などが糖尿病の合併症として挙げられます.

b. 糖尿病と歯周病

糖尿病患者の口腔内に注目すると,重度の歯周病を罹患している人の割合が非常に高いことが報告されています.血糖コントロールが不良であればあるほど,歯周病の状態も重症化しており,咀嚼機能に障害が生じるとさらに糖尿病の状態も悪化するという悪循環のサイクルが形成されてしまいます[5].

近年,歯周病は軽微な慢性炎症として,全身疾患の病態に関与することが示唆されています.とりわけ,「糖尿病」とのかかわりについては数多くの基礎および臨床研究の成果が報告され,「歯周病治療によってインスリン抵抗性が改善し,血糖コントロールの改善に寄与する効果」が注目されています.また2型糖尿病を罹患している患者に対して歯周病治療を行うと,治療を行っていない患者と比較して,「HbA1c値が平均0.4％低下する」という研究成果が報告されています[6].

このような背景から「歯周病は糖尿病の第6番目の合併症」として日本糖尿病学会が発行する「糖尿病治療ガイド」でも取り上げられました.また日本歯周病学会も「糖尿病患者に対する歯周治療のガイドライン」を策定し,糖尿病患者に対する歯周病治療の重要性を広く説いています(図3-40参照).

症例1:血糖コントロールの不良な2型糖尿病を罹患している慢性歯周炎患者の治療

初診時所見

患者は50代の主婦.3年ほど前から下顎前歯部の歯肉腫脹を自覚していましたが,痛みなどの症状がないため放置していていたとのことです.しかし前歯部の歯肉腫脹が増大し,歯も隠れるほどになってきたため心配になり,筆者が勤務する大学病院歯周科での精査・加療を希望して2014年4月に来院しました.

既往歴は40代のころから高血圧を指摘され,2002年に脳梗塞で緊急入院した際の血液検査で血糖値の高値を指摘されました.退院後,かかりつけ医において内服治療を主体とする糖尿病治療を開始しまし

症例1

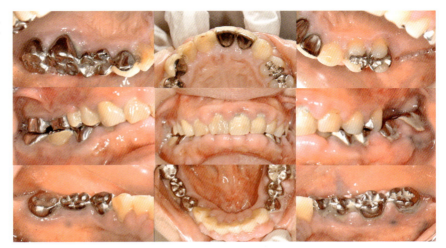

図4-2a①～⑨ 初診時の口腔内写真．口腔清掃状態は全顎的に不良（PCR=100％）である．カルシウム拮抗薬の影響による歯肉増殖を併発している．

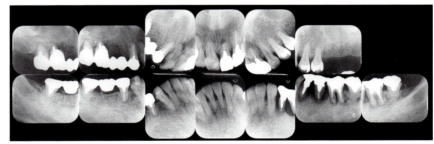

図4-2b 同デンタルエックス線写真．

た．処方されていた内服薬はアダラート®（高血圧症治療薬，カルシウム拮抗薬），オルメテック®（高血圧症治療薬），アーチスト®（血圧降下剤），アマリール®（血糖降下剤），エクア®（血糖降下剤），メトグルコ®（血糖降下剤），リピトール®（脂質代謝改善剤）でした．

初診時の問診において，HbA1c値が11～13％の間で推移しているとの回答があったため，同大学病院糖尿病内科に紹介したところ，血圧は収縮期血圧が125mmHg，拡張期血圧が75mmHgと比較的コントロールされていましたが，HbA1c値10.7％，空腹時血糖350mg/dLであり，血糖コントロールがきわめて不良な状態でした．体格は身長161cm，体重93kg，BMI＝35.8kg/m^{2}であり，重度の肥満傾向でした．

検査所見・診断

図4-2aに示したように口腔清掃状態は全顎的に不良（PCR=100％）で，主訴である下顎前歯部の歯冠は増殖した歯肉によって被覆されていました．臼歯部は歯間乳頭部を中心に歯肉の増殖がみられ，歯周ポケットからは排膿もありました（歯周ポケット深さの平均値：5.1mm，BOP陽性率：93％）．二次う蝕の進行も著しく，プラークリテンションファクターとなっていました．

図4-2bのエックス線写真からは全顎的に歯根の1/2におよぶ歯槽骨吸収がみられ，とくに下顎左側臼歯部は根尖にいたる骨吸収と著しい二次う蝕の進行がみられます．

本症例は血糖コントロール不良に起因する免疫機能の低下，およびセルフケアのできていない多量の口腔細菌の感染によって，歯周組織の破壊が進行したと推測されます．また高血圧の治療として内服していたカルシウム拮抗薬の影響による歯肉増殖を併発している状態です．以上のことから全身疾患関連性歯周炎（重度），薬物性歯肉増殖症と診断しました．

第4章

症例1

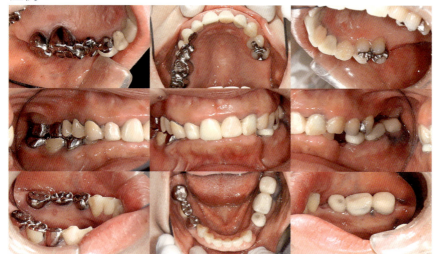

図4-2c①〜⑨ 歯周基本治療後の口腔内写真．下顎前歯部の歯肉増殖が軽減している．

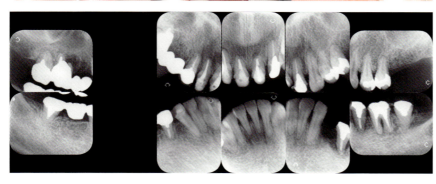

図4-2d 同デンタルエックス線写真．「56部の歯槽骨の再生がみられる．

治療

当初，感染源除去を主体とした歯周病治療および増殖歯肉の切除が必要でしたが，外科処置を実施するにはHbA1c値が高値であるため早急には実施できないと判断しました．そこで再び同大学病院糖尿病内科に，血糖コントロールの改善を依頼し，2週間の教育入院中にインスリン療法を導入，早期の糖毒性の解除を目指し，さらに食事・運動療法を併用することによって体重の減量を目指しました．

また歯周病治療としては，まず侵襲的な処置を実施せずに，セルフケアの確立を目指したTBIを行うのと同時に，歯周組織内の菌量を減ずる抗菌療法（アジスロマイシンの投与）を実施後，歯肉縁上のスケーリングを行い，血液検査の結果を把握しながら浸潤麻酔下でのSRPを実施しました（図4-2c,d）．

SRP後には塩酸ミノサイクリン軟膏（ペリオクリン®：サンスター）を用いた局所抗菌療法も併用しました．現在，歯周基本治療が一段落し，HbA1c値が8％以下になるのを待機している状態です．歯周基本治療に対する歯周組織の反応性はとても良く，下顎前歯部の歯肉増殖も軽減し，下顎左側臼歯部の歯槽骨は再生しました．

今後は，血糖コントロールの状況を把握しながら，歯周外科処置の実施（残存歯肉増殖部の形態修正），その後の口腔機能回復治療を実施していく予定です．

図4-2e,fに再基本治療後の口腔内写真およびデンタルエックス線写真を示します．

このような血糖コントロールが不良な糖尿病患者は，免疫能や創傷治癒能力が低下し，歯周感染に対する抵抗性が低下しています．そのため歯周炎が重

中年期

症例1

①②③
④⑤⑥
⑦⑧⑨

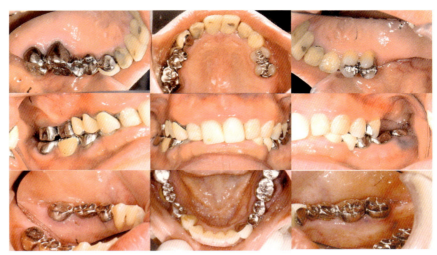

図4-2e①~⑨ 再歯周基本治療後の口腔内の状態.

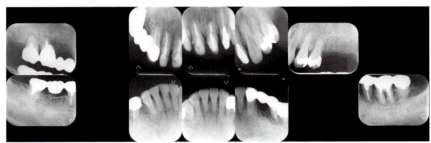

図4-2f 同デンタルエックス線写真.

度に進行してしまい，歯槽骨の吸収により臼歯部を中心に二次性の外傷性咬合が作用し，咀嚼障害を訴えることもあります．糖尿病治療のひとつである食事療法を円滑に実施するためにも，咀嚼機能回復を含めた口腔内環境を整えることは非常に大事です．

また本症例では，カルシウム拮抗薬内服による歯肉増殖も起こしていることから増殖歯肉に対する歯肉切除術を実施するために歯科医療の立場から良好な血糖コントロールを維持する教育も必要です．

症例2：妊娠・出産・育児中に進行したと考える慢性歯周炎患者の治療[7]

初診時所見

患者は30代後半の主婦．2010年3月に上顎前歯部の変色とブラッシング時出血および口腔内のネバつき感を主訴に当院（ハロー歯科）を受診しました．

現病歴は2006年の妊娠時にブラッシング時出血および口腔内の違和感を自覚していましたが，初産で双子の妊娠であったこともあり，歯科は受診せず放置していました．また2008年頃から上顎前歯部の変色が気になりはじめていましたが，育児と家事に忙しく歯科治療を受けることができませんでした．ただし，妊婦健診や乳幼児健診は筆者が勤務している歯科医院を併設する産科・小児科医院を受診していたので，むし歯菌の母子伝播の話などを聞き，「子どもたちを自分のようにむし歯で困らせたくない」という思いから，2008年から子どもたちは当院の小児歯科に定期健診に通わせていました．その後，子どもたちも成長し，自分自身も歯科治療を受けたいと思い，託児サービスがある当院で治療を開始することになりました．

図4-3aは初診時の口腔内写真です．主訴であ

第4章

症例2

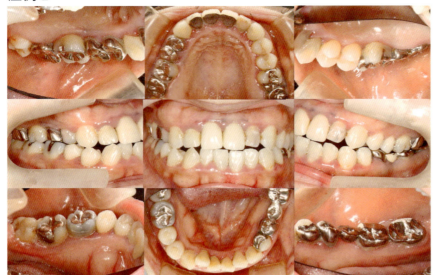

図4-3a①〜⑨ 初診時（2010年3月25日）の口腔内写真．多数のう蝕や不適合修復補綴物が存在し，歯頸部，歯間部には多量のプラークが残存しており，歯肉縁上，縁下に歯石の沈着が確認できる．また前歯部が開咬状態であり，犬歯のガイドも少ないため臼歯部に咬合の負担がかかっている．右側臼歯部には骨隆起がみられる（図⑤は佐々木知津：子育て期の患者さんへの健康支援〜妊娠・育児中に口腔内の状態が悪化した症例．デンタルハイジーン2014；34(11)より許可を得て転載)[7]．

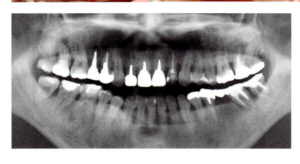

図4-3b 初診時のパノラマエックス線写真．全顎的に歯肉縁下歯石の沈着が確認でき，臼歯部を中心に歯槽骨に水平的な吸収がみられる（佐々木知津：子育て期の患者さんへの健康支援〜妊娠・育児中に口腔内の状態が悪化した症例．デンタルハイジーン2014；34(11)より許可を得て転載)[7]．

る上顎前歯以外にも多数のう蝕や不適合修復物が存在し，歯頸部・歯間部には多量のプラーク，歯石の沈着があり，辺縁歯肉や歯間部歯肉の発赤，腫脹が認められました（平均PD=3.44mm）．またPCRは91.1%と高く歯周病治療に対する動機づけを確実に行う必要があると考えました．さらに，前歯部が開咬状態であり，犬歯のガイドも少ないため臼歯部に咬合の負担がかかっていると考えられました．

検査所見・診断

全顎的に歯肉縁下歯石の沈着もあり，エックス線写真では臼歯部を中心に歯槽骨は歯根長の1/3〜1/2程度の水平的な吸収像が，また7|には垂直性の透過像が認められました（図4-3b）．以上のことから，慢性歯周炎と，多発性う蝕と診断しました．妊娠，出産，育児という女性のライフステージ特有の生活環境の変化に起因して，口腔清掃状態が著しく不良なため歯周病が進行したものと推測されました．

治療

患者教育として，口腔内写真，歯周精密検査の結果，エックス線写真などの資料を用いて，現在の口腔内の状態を理解してもらうため，カウンセリングを治療開始前に行いました．

TBIでは患者に食生活や日々のセルフケアの様子を聞くなかで，以下のような問題点が浮かび上がりました．第一の問題は不規則な食生活を送っていたことで，妊娠・出産・育児のため無秩序に間食を摂っていました．子どものう蝕予防のためにも規則正しい食生活が重要であることを説明し，3食以外の間食は1日2回までと約束してもらいました．またつぎの問題としてブラッシング習慣が不規則であり，1日2回（朝と就寝前）が，疲れてしまい就寝前に磨かないで寝てしまうことが多々あるとのことでした．

中年期

症例2

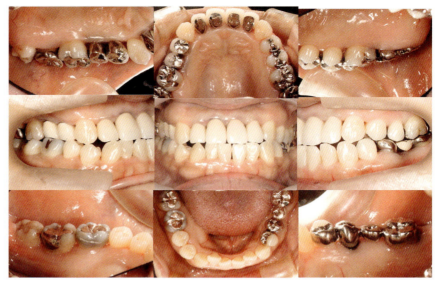

図4-3 c①〜⑨ SPT時（2011年7月20日）の口腔内写真．歯肉の発赤・腫脹は顕著に改善した（図⑤は佐々木知津：子育て期の患者さんへの健康支援〜妊娠・育児中に口腔内の状態が悪化した症例．デンタルハイジーン2014；34(11)より許可を得て転載）[7]．

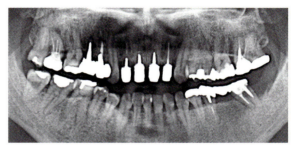

図4-3 d SPT時のパノラマエックス線写真．

　歯周治療でもっとも大切なことは日々のブラッシングにより炎症の原因となるプラークを除去することであることを理解してもらい，バス法ならびに歯間部は毛先を入れプラークを掻きだすようにブラッシングするよう指導し，さらにフロスの使用を指導しました．また，全顎を浸潤麻酔下でSRPを行いました．歯間部を中心に縁下歯石が多量に沈着していたため，コンタクト下を重点的に注意して行いました．

　図4-3 c, dはSPT時の口腔内写真とエックス線写真です．プラークリテンションファクターであったう蝕，不適合修復補綴物の治療が終了し，口腔清掃技術も向上したため歯肉の発赤・腫脹が改善しました．SPT後は歯肉が退縮し歯間空隙ができたためフロスから歯間ブラシに移行しました．⎿7の根分岐部にはワンタフトブラシを使用してもらいました．

なお，⎿8は根尖病巣由来の急発があり，予後不良のため抜歯を行いました．

　プラークコントロールは良好で歯周組織の状態は安定しています．歯周精密検査の結果では，平均歯周ポケット長2.30mmで，BOPは初診時85.5%から4.4%まで減少しました．またPCRは初診時91.1%から6.7%になりました．子どもたちは幼稚園に通いはじめ，生活もメリハリがつくと同時に自分の時間をもつことができ，歯磨きも時間をかけてできるようになりました．

　女性特有のライフステージを考慮したうえで歯周治療を行った結果，治療の各段階において目にみえる口腔内の変化を実感させることによって高いモチベーションを維持したままSPTへ移行することができました．子どもたちも小児歯科に通院しており，さらに，夫も一般歯科に通院するようになり，現在

第4章

症例3

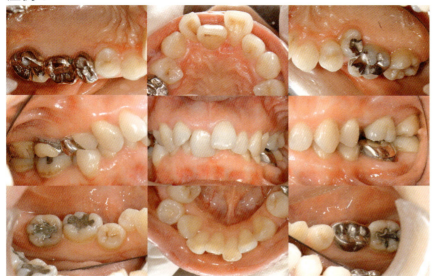

①	②	③
④	⑤	⑥
⑦	⑧	⑨

図4-4a①〜⑨ 初診時の口腔内写真. 口腔内所見として, 全顎的に唇側, 頰側の歯周炎症は軽度であるが, 口蓋側舌側の歯頸部歯肉には炎症が存在し, とくに叢生部の歯肉には炎症が強く存在していた.

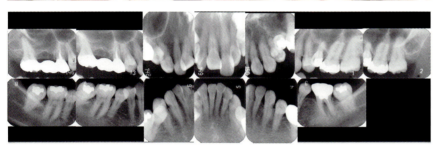

図4-4b デンタルエックス線写真. 全顎的に軽度の水平性骨吸収像が認められる. また, 下顎左側第一大臼歯部には分岐部病変を疑うエックス線透過像の亢進がみられた.

は家族全員で定期健診に通っています. 今後も本患者との信頼関係を維持して口腔の健康維持に努めたいと考えます.

症例3：重度の歯列不正を有する慢性歯周炎患者

初診時所見

患者は40代後半の女性（看護師）. 上顎前歯部歯列不正による審美障害を主訴として来院しました. 現病歴として, 10代頃から前歯部の歯列不正による審美障害を気にしていましたが, 歯科矯正治療を受けることができずにいました.

20歳代頃は看護師として病院に勤務しており, 多忙をきわめ, その後, 結婚, 出産を経験し, 育児の傍ら看護師として職場に復帰し, 仕事と家庭の両立に努めてきたとのことです. 40歳代後半に入り, 子どもも自立し, 生活にゆとりが得られたことから, 長年の念願であった前歯部の歯列不正について矯正治療を受けたいと思い, 2009年10月に筆者が勤務する大学病院矯正歯科を受診しました. 口腔内の診査をしたところ, 歯周病の進行がみられたため, 当歯周科への紹介となりました.

検査所見・診断

図4-4aに初診時の口腔内写真を示します. 口腔内所見として, 全顎的に唇側, 頰側の歯周炎症は軽度ですが, 口蓋側舌側の歯頸部歯肉には炎症が存在し, とくに叢生部の歯肉には炎症が強く存在していました（歯周ポケット深さの平均値：3.5mm, BOP陽性率：56%, PCR=22%）. 臼歯部補綴物のマージン部には二次う蝕が存在しており, プラークリテンションファクターとなっていました.

主訴である上顎前歯部は重度の叢生があり, 上顎

症例3

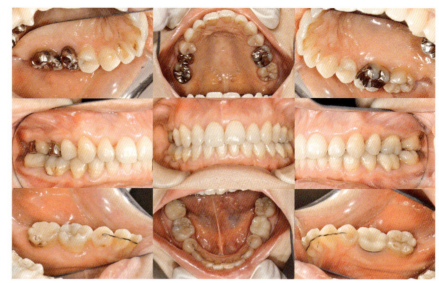

図4-4c①〜⑨ 矯正治療終了後の口腔内写真.

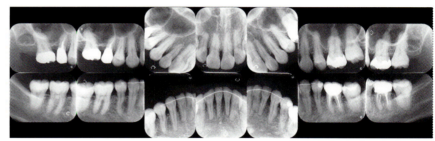

図4-4d 同デンタルエックス線写真.

左側中切歯は著しく唇側転位していました．臼歯部にも叢生がみられ，上下顎小臼歯部には口蓋側や舌側に転位している歯がみられました．また，かみ合わせが非常に深く（オーバーバイト：10mm），下顎前歯部の切縁が上顎前歯部の口蓋側歯肉に咬み込んでいました．

図4-4bのエックス線所見としては，全顎的に軽度の水平性骨吸収像がみられました．また，下顎左側第一大臼歯部には分岐部病変を疑うエックス線透過像の亢進がみられました．以上のことから，慢性歯周炎（中等度）ならびに重度歯列不正（叢生）と診断しました．

治療

本症例の病態として，重度の歯列不正による清掃性の困難さが原因で歯周組織に炎症を惹起している状態であるため，患者の主訴である前歯部の歯列不正の改善を中心に全顎的に矯正治療を実施することは，口腔清掃性を高めるうえで有益であると判断しました．しかし，年齢的なことを考慮すると，矯正治療期間が通常よりも長期になるため，矯正治療中の歯周病およびう蝕の悪化が起こらないように十分配慮する必要がありました．

実際の治療は，セルフケアの徹底を含めた患者教育，全顎的なSRPを実施した後，矯正治療を開始しました．下顎左側第一大臼歯の分岐部病変は予後不良の可能性がありましたが，矯正歯科治療を行ううえでは固定源として必要でした．そのため，まずは保存する方向で治療を進めました．矯正の動的治療期間は約5年かかりましたが，主訴である前歯部の叢生もなくなり，患者もたいへん満足していました．図4-4c, dは矯正治療終了後の口腔内写真とエックス線写真です．

第4章

症例3

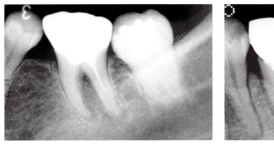
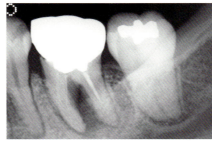
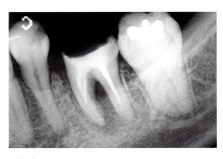
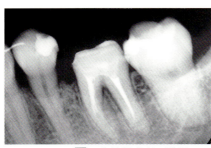
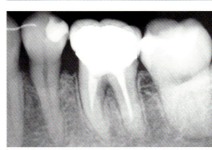

e	f	g
h	i	

図4-4e〜i ｜6の分岐部病変は進行し，同部の歯槽骨吸収は重度のため，矯正治療が一段落したのち同部の分岐部病変の歯周治療を実施した．感染根管治療後に分岐部の掻爬を行い根尖近くまで吸収していた歯槽骨は再生し，分岐部病変も消失した．現在SPTで経過を追っている．e：初診時．f：矯正治療後．g：歯内療法後．h：歯周治療後．i：SPT時．

しかし，下顎左側第一大臼歯部の分岐部病変は進行し，同部の歯槽骨吸収は重度でした（図4-4e）．そのため，矯正治療が一段落したのち（図4-4f），｜6の分岐部病変の歯周治療を実施しました．同部の診断は歯内歯周病変（class Ⅲ）とし，感染根管治療後に分岐部の掻爬を行いました（図4-4g, h）．その結果，根尖近くまで吸収していた歯槽骨は再生し，分岐部病変も消失しました．その後，口腔機能回復治療を実施し，現在SPTで経過を追っています（図4-4i）．

本症例は分岐部病変を有する中年期の慢性歯周炎患者に対して，成人矯正とともに歯周治療を行うことによって良好な経過が得られた症例です．女性の審美面に対する要求は年齢に関係なく永遠のものと言えます．適切な歯周感染管理を行うことによって，成人矯正治療中のトラブルを軽減させることは可能です．また，歯周病のリスク因子の根本的解決（本症例では，重度の叢生を成人矯正で改善）を目指すことは，健康寿命の延伸を考慮するうえでも大切なことを示唆しています．

参考文献

1. 加茂登志子. 女性の生き方とストレス. 久米美代子, 飯島治之（編著）. ウーマンズヘルス女性のライフステージとヘルスケア. 東京：医歯薬出版：2007；130-143.
2. 黒川順夫.「主人在宅ストレス症候群」の解消・予防法—夫がうっとうしい妻たちへ—. 京都：かもがわ出版. 2012.
3. 久米美代子. 更年期障害. 久米美代子, 飯島治之（編著）. ウーマンズヘルス女性のライフステージとヘルスケア. 東京：医歯薬出版：2007；101-106.
4. 厚生労働省. 平成27年人口動態統計月報年計（概数）の概況. 2016.
5. Yamazaki T, Yamori M, Asai K, Nakano-Araki I, Yamaguchi A, Takahashi K, Sekine A, Matsuda F, Kosugi S, Nakayama T, Inagaki N, Bessho K, Nagahama Study Collaboration Group. Mastication and risk for diabetes in a Japanese population: A corss-sectional study. PLoS One. 2013；8（6）：e64113.
6. Teeuw WJ, Gerdes VE, Loos BG. Effect of periodontal treatment on glycemic control of diabetic patients: a systematic review and meta-analysis. Diabetes Care. 2010；33（2）：421-427.
7. 佐々木知津. 子育て期の患者さんへの健康支援〜妊娠・育児中に口腔内の状態が悪化した症例. デンタルハイジーン. 2014；34（11）：1182-1184.

女性患者さんを診る
―少女期〜妊娠期〜高齢期までの歯科医療のかんどころ―

第5章 老年期・長寿期

山本道代

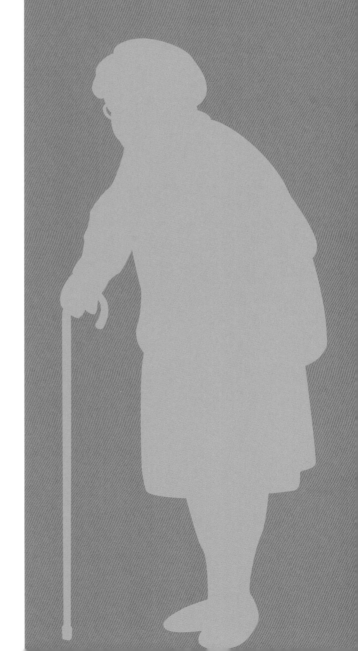

第5章

1. 超高齢者の医療は女性の医療

2016年4月現在のわが国の総人口は1億2,699万1千人でした．そのうち男性は6,176万4千人（総人口に占める割合は48.6％），女性は6,522万6千人（同51.4％）でした．

年齢区分別にみると65歳以上の人口は3,434万5千人で総人口に占める割合は27.0％，うち75歳以上は1,673万6千人で13.2％です[1]．どちらも1950年以降一貫して上昇を続けています．男女比では高齢になればなるほど女性の比率が高く，100歳以上では女性が87.1％を占めています．したがって，超高齢者の医療は女性の医療といっても過言ではありません．

2. 日本人の死亡順位

2015年の死亡数・死亡率を死因順位別（図5-1）にみると，第1位は悪性新生物で37万131人，第2位は心疾患 19万5,933人，第3位は肺炎 12万846人，第4位は脳血管疾患で，11万1,875人となっています[2]．

主な死因の年次推移をみると，悪性新生物は，一貫して上昇を続け，1981年以降死因順位 第1位となり，2015年の全死亡者に占める割合は28.7％となっています．全死亡者のおよそ3.5人に1人は悪性新生物で死亡したことになります．心疾患は，1985年に脳血管疾患にかわり第2位となり，その後も死亡数・死亡率ともに上昇傾向でしたが，2009年に減少しました．2010年から再び上昇し，2015年の全死亡者に占める割合は15.2％となっています．

肺炎は1980年に不慮の事故に代わって第4位となり，上昇と低下を繰り返しながら徐々に上昇してきました．2011年は脳血管疾患にかわり第3位となり，2015年の全死亡者に占める割合は9.4％となっています．

脳血管疾患は，1951年に結核に代わって第1位となりましたが，1970年をピークに低下しはじめ，1981年には悪性新生物に代わって，第2位となりました．1985年には心疾患に代わって第3位となり，その後も死亡数・死亡率ともに低下し，2011年には肺炎がわずかに上昇したため第4位となり，2015年では全死亡者に占める割合は8.7％となっています．

ただ脳卒中は死亡数としては年々減少傾向にありますが，患者数は年々増加しています．医療が進歩し救命できるようになり，その後遺症のためにさまざまな身体機能が低下しその後肺炎で死亡するという構図が浮かんできます．

3. 老年期・長寿期

a. 老年期

老年期は更年期も終わり心身のさまざまな不調も治まってくる時期です．エストロゲンの欠乏により骨粗鬆症や動脈硬化性疾患など生活習慣病のリスクが増加することがわかっています．ほとんどの場合，何らかの治療中の疾患があり，多くの疾患を併発していることもまれではありません．

患者本人は医療従事者が思うほど自分のもつ疾患でさえも，その病態について正確に理解できているとはかぎりません．たとえば，ワーファリン®を服用している患者が，主治医に「歯科を受診するときには気をつけるように」といわれたのを，歯科を受

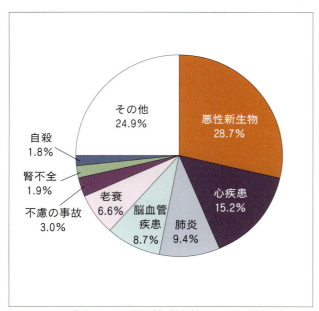

図5-1　日本人の死亡原因（参考文献2より引用改変）．

診してはいけないと勘違いしていたこともあります.

そこで主要な疾患について理解しておき，必要に応じて主治医に情報提供する，また外科的な処置を行う際に患者の全身状態や病状，コントロールが必要な薬剤について問い合わせを行うなどの連携をする必要があります.

老年期は，今までできていたことができなくなったり，物忘れが増えたり，徐々に体の衰えを自覚するものの，受け入れられなくて精神的につらいこともある時期です.長年続けてきた仕事を辞める，子どもが自立して家を出る，親の介護や死あるいは配偶者の死など，生活環境にも変化があります.直面している現実に対応しきれずに，精神的に不安定になる場合もあります.喪失感や将来に対する不安，悩みなどを相談できる誰かがいれば乗り越えられる試練も，1人で抱え込んで自分自身を追い込んでしまうケースや，うつ病などの心の病を発症することもあります.

あるいは逆に子どもが自立して経済的負担が軽減されて生活にゆとりができ，時間やお金を自分のために使えるようになる人もいます.子育てをやり遂げた充実感を味わい，残された人生に新たな一歩を踏み出す人もいるでしょう.良くも悪くも生活環境に大きな変化があり，それにともない心身にも変化をきたす年代なのです.

b. 長寿期

さらに高齢になればなるほど免疫力は低下し，感染症や悪性腫瘍をはじめさまざまな病気にかかりやすくなります.長寿期となる高齢者は一貫して増え続けています.

それにともなって要介護（要支援）認定者も年々増加の一途をたどっています.介護保険の始まった2000年4月末には，218万人であった要介護（要支援）認定者の人数は，2015年4月末時点で608万人に達しています[3].

そこで，本章では老年期・長寿期の有病女性患者の歯科医療とともに疾患の特徴，認知症，要介護（要支援）状態になったときの高齢者歯科治療について述べていきます.

4．有病者の歯科医療

a. 癌（悪性新生物）

日本人の死亡原因の第1位の疾患であり，2015年の1年間では37万131人が亡くなっています.主な治療法は，抗癌剤による治療と放射線治療です.もちろん手術をする場合もありますが，抗癌剤による治療や放射線治療を併用することがほとんどです.これらの治療を行っている患者に対して歯科医療はどのようにかかわるべきなのでしょうか.

たとえば癌に対する治療が始まると，歯が痛くなったからといってすぐに抜歯をするというわけにはいきません.外科的な治療には細心の注意を払わなければ全身的なリスクを高めることにもなりかねないからです.にもかかわらず，癌と診断されてから本格的な癌治療を始める前に歯科を受診して必要な治療を受ける，また継続的な管理を受けている患者はまだ少ないのが現実です.

癌の治療を受けている患者が，その後の口腔の問題で苦しまないように歯科と連携し口腔管理を継続的に行う必要があることを，医療従事者のみならず患者本人やその家族にも啓発していかなければなりません.

筆者のもとにも，癌治療で入院している患者（58歳女性）から，審美的・機能的な回復のために義歯を作製してほしいという依頼がありました.患者は，ほとんどすべての歯が残根状態で，プラークコントロール不良のため重度の歯周病に罹患していました.

主治医に，残根の鋭縁を形態修正して印象をすると説明したところ「化学療法中で免疫力が低下しているから口腔内を不潔にされては困る，削らずにつくってほしい」との返事がありました.

ところが口腔内に多数存在する残根は，患者本人によると入院してから1か月間まったく歯磨きをしていないとのことでした.もういらないからと歯ブラシは家にもって帰ってもらったようです.「もう

第5章

表5-1 緩和医療の内容

痛みやその他の苦痛な症状から解放する
生命（人生）を尊重し，死ぬことをごく自然な過程であると認める
死を早めたり，引き延ばしたりしない
患者のためにケアの心理的，霊的側面を統合する
死を迎えるまで患者が人生をできる限り積極的に生きてゆけるように支える
患者の家族が，患者が病気のさなかや死別後に，生活に適応できるように支える
患者と家族のニーズを満たすためにチームアプローチを適用し，必要とあらば死別後の家族らのカウンセリングも行う
QOL（人生の質，生活の質）を高めて，病気の過程に良い影響を与える

いらない」が意味するところは推測でしかありませんが，癌の治療が本格化したら動けなくなって自分では歯磨きができないということなのでしょうか．

医療行為としての口腔衛生管理の必要性は主治医をはじめ病棟の看護師にはほとんど認識されていませんでした．ほんの少しの切削粉末を不衛生というなら，口腔内に繁殖した細菌はどうなのでしょうか．口腔内を衛生的に保ち機能を維持することは全身の健康に役に立つのだということを医療従事者に啓発する必要を強く感じました．

癌では，懸命の治療の甲斐なく死にいたることもまれではありません．患者や家族が，苦痛を少しでも和らげて，安らかな日々を過ごせるように緩和医療が行われています．

WHOは，緩和医療を「生命を脅かす疾患による問題に直面する患者とその家族に対して，痛みやその他の身体的，心理的，社会的な問題，さらにスピリチュアル（宗教的，哲学的なこころや精神，霊魂，魂）の問題を早期に発見し，的確な評価と処置を行うことによって，苦痛を予防したり和らげたりすることで，QOLを改善する行為である」と定義しています．

従来では，ホスピスなどの施設で行われる治療が緩和医療（表5-1）と呼ばれることが多く，ターミナルの患者に対して，治癒や延命ではなく主に痛みなどをはじめとした身体的，精神的な苦痛の除去を目的とした処置を意味していました．しかし，最近では癌診断初期から治療の一部として行われるようになってきています．

緩和ケアにおいても，口腔内の保清や疼痛管理は歯科の役割です．食べづらくなった患者に対しての摂食，咀嚼の評価，嚥下の評価なども多職種でかかわっていくべきと考えます．食欲がある，食べられるということは「生きている」ということであり，患者本人の生きる気力の現れでもあります．闘病を見守る家族の心の支えになる場合もあるでしょう．

つぎの症例は癌の治療で入退院を繰り返しているうちに義歯を紛失し，体調も思わしくなく生きる気力がなくなっていた患者に対し，入院先の病院から岡山県歯科医師会が運営する往診サポートセンターを経由して，訪問診療で義歯を作製したケースです．

症例1：義歯を入れることで生きる気力がわいてきた

患者は85歳の女性．膵臓癌切除後に再発し，疼痛管理のため入院中．患者は「入れ歯がなくなって食事に困っている」，家族（娘）は「入れ歯があれば生きる気力がわくかもしれない」とのことで，義歯作製と口腔ケアを希望していました．

初診時の全身状態は，痛みのためベッドをギャッジアップして座位をとるのがやっとで，体力，気力の低下も顕著でしたが，意思疎通は十分に可能でした．口腔内は乾燥が著しく，残根が多数存在していました（図5-2）．

症例 1

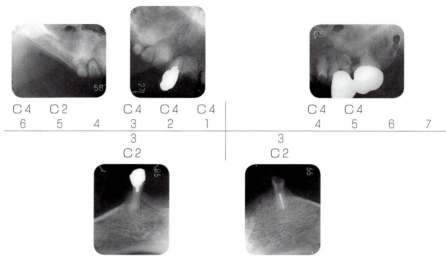

入院の主な原因
膵臓癌切除後再発したための疼痛管理

歯科的な訴え
義歯作製と口腔ケア

初診時の全身状態
痛みでギャッジアップ座位がやっと，意思疎通は十分可能，体力低下，気力低下が顕著

口腔内の状態
入退院を繰り返すうち義歯を紛失し，口腔乾燥が顕著であった．また残根が多数あった．

歯科治療から亡くなるまでの経緯

2012年10月2日	全顎デンタル撮影し保存不可能な歯が多数存在と判断．本人から「入れ歯がなくなって食事に困っている」と訴えあり，娘さんからも「入れ歯があれば生きる気力がわくかもしれない」との要望あり．
2012年10月5日	歯の形態修正を行い義歯の印象
2012年10月9日	咬合採得
2012年10月15日	義歯完成
2012年10月16日	義歯調整　義歯を使って食事ができたと付き添いの家族より聞き取る．
2012年10月20日	死亡

図5-2　患者の初診時の口腔内の状態と死亡するまでの経過．

全顎デンタル撮影を行い，保存不可能な歯が多数存在することを確認しましたが，抜歯は行わず，なるべく急いで形態修正，印象採得，咬合採得を行い，約2週間後に義歯が完成しました．その翌日，義歯調整のために患者のもとを訪れた際に，家族より義歯を使って食事ができたとの話がありました（患者はその4日後に死亡）．

本症例のように残された時間が少ないケースでも，患者本人や家族の希望に応えて義歯作製を行うことは，単に口の機能向上にとどまらず，身体的にも精神的にもプラスになり，遺された家族も「してあげられることは全部やった」ということで，親の死を受け入れる支えとなったと考えています．

b．脳血管疾患

脳血管の閉塞や出血により脳が障害を受けて，意識障害や麻痺などの神経症状を呈する疾患で，2015年では11万人以上が死亡しています．

第5章

表5-2 脳血管系疾患に対する薬物療法

血栓溶解療法（t-PA静脈注射療法）	t-PAという血栓溶解薬を使い，血管に詰まった血栓を溶かし，血流を回復させる治療法．発症3時間以内に投与すれば，大きな効果が期待できる．
抗血小板療法	血小板の機能を抑え，動脈内で血栓ができるのを防ぐ治療法．一般的にアスピリン®などが用いられる．
抗凝固療法	心原性脳塞栓症の急性期再発予防が目的．血液が凝固しにくくなる薬（ヘパリンなど）を用い，心臓内で血栓ができないようにし，脳梗塞の再発を防ぐ治療法．

　厚生労働省発表の「平成26年 患者調査の概況」によると，脳血管疾患（脳出血や脳梗塞など）の総患者数は117万9,000人で，有効な初期治療法が開発されたこともあり3年前の調査（123万5,000人）よりも5万6,000人減少しました．

　しかし，高齢者のますますの増加，糖尿病や脂質異常症，高血圧などといった生活習慣病の増加により，脳血管疾患の患者数は増え続け2020年には，現在の2倍以上にあたる300万人を超すと予想されています．

　脳血管疾患を発症した場合でも正しい知識をもち，専門的な治療を迅速に受けることができれば，近年では後遺症を軽減できるようになってきました．

　発症直後（3時間以内）からt-PA静脈注射療法を含めた内科的治療，必要に応じた外科的治療，再発予防治療，これらと並行して開始されるリハビリテーションが回復の決め手となります（表5-2）．

　筆者らが訪問診療した際に，患者が脳卒中発作を起こしていたのに，家族はまったく気づいていなかったというケースがありました．大きないびきをかいて寝ており，大声で呼びかけても応答がありませんでした．舌が沈下しており，口を開けて舌を前方に引っ張ってみるといびきは止まり穏やかな呼吸になりましたが覚醒はしませんでした．

　すぐに主治医に連絡し，その後の対応を任せました．患者が認知症であったり寝たきりであったりすると，家族は単に眠っているから呼びかけに応えないのだと思ってしまうようです．老人が老人を介護している場合は，異常に早く気づけるように周囲のサポート体制を整えておかなければなりません．もしものときの対応を決めておく必要もあります．救急車で搬送されると救命処置が最優先されます．どこまで治療をするのか難しい問題ですがとても重要なことです．

　脳血管疾患は，発症直後がもっとも機能低下しており，その後のかかわり方によって機能回復が見込める疾患です．日本人の死因の第3位でしたが，2011年の報告では肺炎と入れ替わり第4位になりました．しかし，患者数は年々増加しています．医療の発達により助かるようになったのですが，麻痺やそれにともなう嚥下障害が後遺症として残り，誤嚥性肺炎のリスクを高めているといわれています．ここに歯科が介入する意味があります．

　急性期においては，肺炎予防のための口腔衛生管理と機能予後に裏付けされた機能訓練が必要ですが，同時に代償的なアプローチも重要な選択肢のひとつです．嚥下機能は発症後半年くらいして回復してくるといわれており，そのときに口が十分機能するように早期リハビリとその後の継続的なリハビリが重要です．在宅療養者への訪問診療だけではなく，急性期病院に入院中から歯科医療の介入が必要なのです．

　機能回復がこれ以上見込めない時期においては，より良く生きるための口腔管理が目標となります．食べることは難しくても話すことができれば，自分の思いを誰かに伝えることができます．ここにも歯科の役割があります．

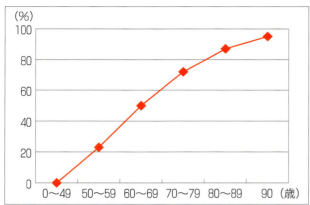

図5-3 年齢別にみた肺炎患者に占める誤嚥性肺炎の割合．肺炎で死亡する人の7割程度が誤嚥性肺炎によるといわれている．年齢別では，70歳以上では70％以上が，90歳以上では95％以上が誤嚥性肺炎であるとわれている（参考文献4より改変引用）．

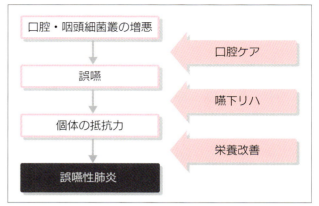

図5-4 誤嚥性肺炎発症の予測モデル（参考文献5より改変引用）．

c．誤嚥性肺炎

現在，肺炎は日本人の死亡原因の第3位になりました．これは，高齢者の人口が増え，その多くが肺炎で死亡することが影響しています．肺炎で死亡する人の多くが65歳以上の高齢者です．

肺炎といえば，細菌性のもの，化学物質によるものなどさまざまな原因がありますが，高齢者に多くみられるのは圧倒的に誤嚥性肺炎です．

図5-3に年齢別にみた肺炎患者に占める誤嚥性肺炎の割合を示します．

本来肺に入るべきではないもの，つまり空気以外のものが嚥下によって入ることを誤嚥と言います．

厳密に言えば，喉頭侵入と誤嚥とに分けられ，前者は異物が声帯で止まりそれ以上には侵入しなかった場合です．異物がわずかでも侵入すれば，肺炎が引き起こされるかといえば必ずしもそうではありません．横を向いていたり，ボーっとして食べていたりするとうっかり「気管に入った」，そして涙が出るほど激しく咳き込んで「喉がすっきりした」という経験は誰にでもあるのではないでしょうか．

口から食べ物を食べている以上，喉頭侵入程度のことは必ずあるのです．ですから「誤嚥をするな」「誤嚥させるな」ではなく「誤嚥をしても重篤な肺炎にならないように」という考え方が必要です．そうすれば，「口の細菌を減らそう，しっかり咳ができるように筋力をつけよう，病気に打ち勝つ体力・免疫力をつけよう，そのためには何をすれば良いのか」と考えることができます．

歯科としての専門性を発揮してかかわるなら，まず口腔の管理です．口腔内の細菌を減らすために歯周病の管理や義歯の衛生管理はもちろんのこと，口腔乾燥の改善や口腔周囲筋の機能改善も重要です．

筆者もしばしば経験しますが，ADL（日常生活動作）に関して，自立している高齢者の口腔内のほうが，要介護状態にある高齢者よりも不衛生な状態のことがあります．要介護状態になり介護者が口腔ケアを行う機会があれば，口腔内は衛生的に維持されるというわけです．自立している高齢者に対して「口腔ケアをしましょう」と言っても不自然でないのは歯科だけなのかもしれません．

しかしデイ・ケアのスタッフに，口腔内がかなり不衛生な利用者の歯磨きをしてほしいと相談したことがありますが，「自立した利用者の方に歯磨きをしましょうと声をかけることはできても，歯磨きをさせてくれとはなかなか言えない」と言われました．必要性は十分感じているが，プライドを傷つけてしまうのではないかと感じているようですし，実際に言っても「子どもじゃあるまいし自分でするから」と断られたこともあるようです．

介護の範疇での口腔ケアは，食物残渣をとる，爽

第5章

快さを感じるきれいな口にすることですが，歯科医療としての口腔ケアは，炎症のコントロールであり細菌のコントロールです．また，適正な補綴にとどまらず，それに続く機能訓練により「食べる」「しゃべる」という能力を十分に発揮できる口をつくることです．これは，肺炎の予防につながりますし生活の質の向上にも寄与します．

しっかり声を出せるということは，喉頭侵入があったときに，むせることによって異物を押し戻すことができるということです．重篤な肺炎になるリスクを少しでも下げることができます．肺炎を繰り返す患者は，痩せ型で肩をすぼめていて，声が小さい場合が多いように感じます．背筋を伸ばし，胸を張っていて，胸郭を広げしっかり呼吸して大きな声が出ているような誤嚥性肺炎の患者は少ないのではないでしょうか．

医師の治療の甲斐なく，肺炎が重症化して死にいたるか回復するかは，結局免疫力がどの程度あるかで決まります（図5-4）．高齢者になるほど死因に占める肺炎の割合が増加するのが何よりの証拠です．

免疫力を高めるためには，しっかり栄養・しっかり休養が必要です．その他にもいろいろな要因があるでしょうが，高齢者で問題なのは栄養です．要介護状態の高齢者のなかには，体重が増加すると介護がたいへんだからと摂取エネルギー量を少なく抑えられている場合があります．すると低栄養状態になり体を動かすために必要な筋肉が弱り，訓練をしても効果が上がりません．十分な栄養が行きわたったうえで訓練をしてこそ筋力アップが図れるのです．

誤嚥性肺炎を繰り返すと，十分な食事量が確保できず体重減少，体力低下をきたします．低栄養状態に陥る前に，十分な栄養を確保する手段を検討しなければなりません．いよいよこのままでは死んでしまうという状態になって，仕方なく胃瘻にするのではなく，低栄養状態に陥る前に十分な栄養を確保するための胃瘻であるなら意味があります．体力が回復し，食べられるようになれば閉じれば良いのですし，口から食べられるだけ食べて足りないエネルギーを胃瘻から補うという方法もあります．胃瘻になったからといって，口から食べないからといって誤嚥性肺炎にならないわけではありません．

このことから，誤嚥性肺炎は単に食べ物を誤嚥するから起こるのではないことがわかります．口腔内が清潔であり十分な免疫力があれば，たとえ誤嚥しても死にいたるような肺炎にはならないでしょうし，逆に，口から食べていなくても口腔内が不潔であれば肺炎によって死亡するリスクは高くなります．

誤嚥性肺炎の原因は，あくまでも細菌であり，睡眠中に知らず知らず唾液を誤嚥することが原因となっているともいわれているのです．その意味でも，肺炎予防のために口腔内の衛生管理とともに口腔周囲の機能訓練を行うことは歯科医療の役割です．

d．骨粗鬆症

一般住民での40歳以上の骨粗鬆症の有病率は，腰椎で男性3.4％，女性19.2％，大腿骨頸部で男性12.4％，女性26.5％．40歳以上の腰椎骨密度から推定した骨粗鬆症の発生率は男性約0.6％／年，女性2.3％／年との報告があります[6]．

閉経後はエストロゲンの減少により骨粗鬆症が進行し，好発部位は腰椎，橈骨末端とされています．もちろん歯槽骨も影響を受け，歯周病による骨吸収に拍車をかけることになります．

骨粗鬆症の治療のためにビスフォスフォネート系の薬剤（BP剤）を長期に投与されている場合も少なからずあり，歯周病の管理は顎骨骨髄炎を予防する意味でも重要です．抜歯をしたときだけでなく，慢性的な炎症がもとで発症することもあります．歯周病のリスクの高い患者は，BP剤を処方した主治医に情報提供を行い管理する必要があります．

ビスフォスフォネート関連顎骨壊死（BRONJ）については，現在にいたるまで，情報が広く正確に行きわたっているとは言いがたく，医師をはじめ歯科医師，薬剤師，コメディカル，コデンタルそして患者の間にも混乱をまねいています．

そこで日本骨粗鬆症学会，日本骨代謝学会，日本

症例2

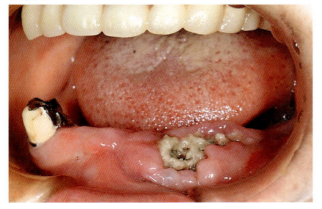
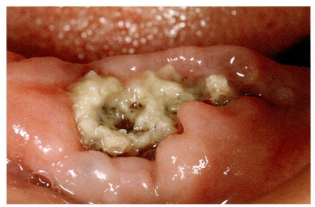
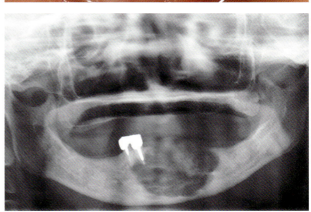

a|b
─┼─
 |c

図5-5a〜c　顎骨壊死を起こしている．

歯周病学会，日本歯科放射線学会および日本口腔外科学会の協力のもとに，骨研究を専門とする内科医，整形外科医，リウマチ医，産婦人科医，腫瘍内科医，口腔外科医，歯周病医，歯科放射線科医，口腔病理医，腫瘍生物学者から構成される「ビスフォスフォネート関連顎骨壊死検討委員会」が，BRONJに関する正確な科学情報を収集し，その予防策や対応策について統一見解を提言することを目的としてポジションペーパーを作成しています[7]．また，最近ではBP剤ではない薬剤でも顎骨壊死が起こるため，以下の症例のように骨粗鬆症患者の歯科治療を行う際に問診による情報収集，主治医との情報共有のあり方を再考するようになりつつあります．

症例2：問診でBP剤服用を把握しないまま抜歯が行われた

患者は85歳の女性，BP剤を1年間服用し続けていたが，歯科医師がそのことを把握しないまま抜歯を行い，顎骨壊死を生じました（図5-5）．

既往歴は骨粗鬆症以外に高血圧，高脂血症，大動脈瘤，脳梗塞，肺炎，腰痛などがあり，マグミット錠®，ベシケア錠®，アテレック錠®，エビスタ錠®，プロレナール錠®，ムコダイン錠®，メプチンミニ錠®，セレコックス錠®，リリカカプセル錠®，ラベプラゾールNa錠®，ロキソニンパップ錠®，ボルタレンサポ®，そしてボナロン錠®を服用中でした．

経緯はつぎのとおりです．骨粗鬆症のためボナロン®を服用中であった2009年4月頃にA歯科で$\overline{3}$抜歯し，その3日後に骨露出，排膿や出血，自発痛を認めました．A歯科での処置は同部の洗浄，含嗽剤，鎮痛剤の処方を受け，疼痛症状の改善はみられたものの，抜歯部の骨露出と軽度の排膿は持続しました．

2011年3月頃に，抜歯の際はボナロン®の服用をしてはいけないということを知った患者は，かかり

第5章

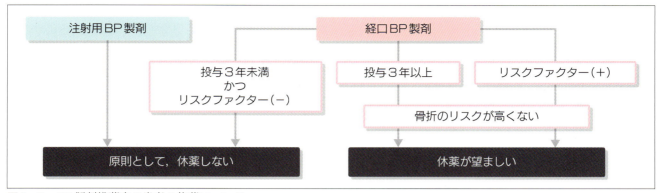

図5-6　BP製剤投薬中の患者の休薬について．

表5-3　BRONJ発症のリスクファクター

BP製剤によるファクター	窒素含有BP剤＞窒素非含有BP剤 注射用製剤＞経口製剤
局所的ファクター	骨への侵襲がある歯科治療：抜歯，インプラント埋入，歯周外科など 口腔内の劣悪な衛生状態→重度の歯周病 後発部位：下顎＞上顎，下顎隆起，口蓋隆起，顎舌骨筋線の隆起
全身的ファクター	癌，透析，糖尿病，肥満，骨パジェット病
先天的ファクター	遺伝的要因
その他のファクター	ステロイドなどの薬物，喫煙，飲酒

表5-4　市販されているBP剤の種類

窒素含有BP	ゾレドロネート（商品名：ゾメタ®），アレンドロネート（商品名：テイロック®，フォサマック®，ボナロン®），リセドロネート（商品名：アクトネル®，ベネット®），パミドロネート（商品名：アレディア®），インカドロネート（商品名：ビスフォナール®），ミノドロネート（商品名：ボノテオ®，リカルボン®）
窒素非含有BP	エチドロネート（商品名：ダイドロネル®），クロドロネート
注射用製剤	商品名：アレディア®，ビスフォナール®，テイロック®，ゾメタ®
経口製剤	商品名：ダイドロネル®，フォサマック®，ボナロン®，アクトネル®，ベネット®

つけの医院で主治医に相談し，ボナロン®の服用を中止しました．この時期，患者は腰の圧迫骨折によりB総合病院に入院しましたが，入院中に下顎部の炎症症状が急性化し，症状が悪化したため同病院歯科を受診しました．そして，BRONJの診断のもと経静脈的に抗生剤の投与と切開・排膿処置を受け，炎症の軽減後に腐骨除去を受けました．しかし，骨露出は持続しました．

B総合病院退院後はC歯科医院で局所の洗浄を受けていましたが，症状に変化はなく，D病院口腔外科を受診することになりました．そして，高圧酸素療法ならびに複数回の腐骨除去術を受けました．

現在，きわめて小さな範囲での骨露出を認めますが，排膿などの炎症症状はなく，定期的なD病院口腔外科での経過観察とC歯科医院での骨露出部の管理が緊密な連携のもと行われています．

この症例は，最初に受診したA歯科での問診が不十分で，既往歴や服用中の薬剤に関する情報が把握できていなかったことが問題でした．

骨粗鬆症以外でも，BP剤を使用する場合があります．自己免疫疾患の治療ではしばしばステロイドが用いられ，ステロイドによる骨の減少を予防するためにBP剤を用いることもあります．また，癌の治療においても，BP剤を用いる場合もあります．服用中の薬剤については必ず確認し，主治医と連携を取りながら治療を行うことを心がけなくてはなり

症例3

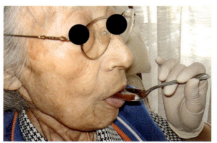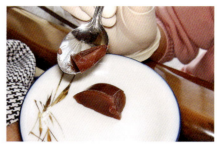

図5-7 a, b　水ようかんを用いて嚥下訓練を行っていたが，結核患者と気づかなかった．

表5-5　添付文書に口腔乾燥を引き起こすと記載されている主な薬剤．

一般名	販売名	一般名	販売名
催眠鎮静剤・抗不安剤		**精神神経用剤**	
デクスメデトミジン塩酸塩	プレセデックス®	イミプラミン塩酸塩	トフラニール®
ブロマゼパム	レキソタン®	メチルフェニデート塩酸塩	リタリン®
抗てんかん剤		モダフィニル	モディオダール®
カルバマゼピン	テグレトール®	クロミプラミン塩酸塩	アナフラニール®
抗パーキンソン剤		塩酸セルトラリン	ジェイゾロフト®
プラミペキソール塩酸塩水和物	ビ・シフロール®	アミトリプチリン塩酸塩	トリプタノール®
メチキセン塩酸塩	コリンホール®	パロキセチン塩酸塩	パキシル®
カベルゴリン	カバサール®	ミルナシプラン塩酸塩	トレドミン®
ピロヘプチン塩酸塩	トリモール®	フルボキサミンマレイン酸塩	デプロメール®，ルボックス®
鎮暈剤		ドスレピン塩酸塩	プロチアデン®
ジフェニドール塩酸塩	セファドール®	アモキサピン	アモキサン®
利尿剤		ロフェプラミン塩酸塩	アンプリット®
モザバプタン塩酸塩	フィズリン®	レボメプロマジンマレイン酸塩	ヒルナミン®
血圧降下剤		オランザピン	ジプレキサ®
クロニジン塩酸塩	カタプレス®	アリピプラゾール	エビリファイ®
鎮咳剤・去痰剤		スルピリド	アビリット®，ドグマチール®，ミラドール®
リン酸ベンプロペリン	フラベリック®	ネモナプリド	エミレース®
チペピジンヒベンズ酸塩	アスベリン®	クエチアピンフマル塩酸	セロクエル®
気管支拡張剤		エチゾラム	デパス®
チオトロピウム臭化物	スピリーバ®	ハロペリドール	セレネース®
ホルモン剤		**鎮けい剤**	
ベタメタゾン	セレスタミン®	ブチルスコポラミン臭化物	ブスコパン®

ません（図5-6，表5-3, 4）．

e．結核

咳，微熱，倦怠感などの症状から誤嚥性肺炎と思っていたら結核であったというケースもあり，結核は決してまれな疾患ではないと注意しておいたほうが良いでしょう．

若い頃にかかっていた保菌者が，高齢になり免疫力の低下により発症するというケースもみられます．

症例3：誤嚥性肺炎と診断され，嚥下訓練を行っていたら結核だった

患者は94歳の女性．既往歴は慢性心不全，大動脈弁閉鎖不全症，慢性腎不全，多発性脳梗塞，耐糖能異常です．

2006年12月に大阪府のA病院呼吸器内科に入院し肺炎の治療を受けていました．退院後，娘と暮らすために岡山県に転居しましたが，呼吸状態が悪化し，近くのB病院を受診しました．喀痰培養は陰性とのことで誤嚥性肺炎と診断され入院し，内視鏡下胃

表5-6　認知症の診断基準(参考文献8より引用改変)

記憶障害(新しい情報を学習また以前に学習した情報を想起する能力の障害)を含む多彩な知的機能障害である.

記憶障害に加えて失語(言語の障害),失行(運動機能が損なわれていないにもかかわらず動作を遂行する能力の障害),失認(感覚機能は損なわれていないにもかかわらず対象を認識または同定できないこと)および実行機能障害(計画を立てる,組織化する,順序立てる,抽象化するなどの能力の障害)のなかの1つ以上がみられる.

上記の障害によって職業や社会生活に支障をきたしている.

以前の状態よりも明らかに機能的に低下している.

せん妄の経過中にのみ認められるものではない.

認知症の原因と考えられる器質的な病変がある,あるいは推定される.

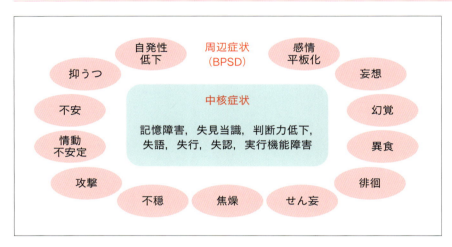

図5-8　認知症の周辺症状と中核症状.

瘻造設術(PEG)が施行されました.その後,心不全,腎不全が悪化しましたが,加療により安定,2007年2月,入院先の主治医から義歯製作,口腔ケア,嚥下訓練のため歯科治療の依頼を受けることとなりました.

同月,痛みを訴えている歯を2本抜歯し,3月に退院し在宅療養となりました.自宅への訪問診療に移行し,水飲みテストやフードテスト,口腔周囲の機能的な評価を行い,義歯の調整などの歯科治療と楽しみ程度の摂食を目指して嚥下訓練を行うことになりました.

以前から咳をしていましたが,多発性脳梗塞の後遺症による誤嚥でむせていると思われていました.

5月末から咳・痰の量が増え,発熱も認められ,6月に体調が急に悪くなり救急車でB病院に搬送されました.このときの検査で結核であることが判明しました.

なお,治療にあたったB病院の医療スタッフはもちろん,筆者と同行訪問していた歯科衛生士も検査を受けましたが,結核に感染した者はいませんでした.

このケースでは,高齢であり心不全,腎不全,認知症もあったこと,誤嚥性肺炎の既往があったことによって,発熱や咳の原因を誤嚥性肺炎であると思ってしまったことで結核であることに気づくのが遅れたことが問題でした(図5-7).

結核は絶滅した疾患ではなく,むしろ世界的にみて日本は中程度の結核蔓延国との報告もあります.歯科はつねに感染のリスクがあることを意識させられた症例でした.

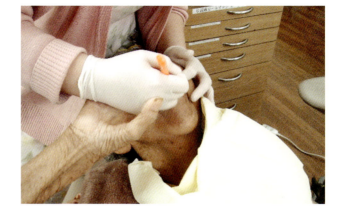

図5-9 口腔ケア時に抵抗するある認知症の女性.

f. 口腔乾燥

生活習慣病の患者も増加し，高血圧，糖尿病の治療のために服用している薬剤には副作用として口腔乾燥を引き起こすものも多くみられます（**表5-5**）.

また口腔周囲の筋力低下により口唇閉鎖が不十分になったり，鼻呼吸ができず口呼吸になったりすると，当然口腔内は乾燥します．口腔内が乾燥すると，う蝕や歯周病が悪化するばかりか，嚥下しづらくなったり味覚障害が起きたり，気管支炎や肺炎のリスクも高まってしまいます.

高齢者のう蝕の特徴は，歯頸部に多発することでしょう．歯周病や加齢により歯槽骨が吸収し，歯肉も退縮すると歯根が露出してしまいます．エナメル質に覆われていない部分はう蝕になりやすく，プラークコントロールが十分にできないと，う蝕が進行し破折して残根となってしまうのです．「きれいな歯が突然折れた」という訴えをよく耳にしますが，歯頸部う蝕が隣接面から進行していることに気がつかなかったということです.

g. 認知症

厚生労働省の推計によると，認知症の高齢者が10年間で倍増し，2012年には300万人を超えました．65歳以上の10人に1人が患っている計算になります．今後も増え続け2020年には400万人を超えるといわれています．世界でも類をみない速さで高齢化が進行する日本で認知症が増えるのは，当然のことと言えるでしょう.

認知症とは，後天的な脳の器質的障害により，いったん正常に発達した認知機能が低下した状態をいいます．現在，もっともよく用いられている診断基準のひとつがアメリカ精神医学会によるものです．医学的に**表5-6**の条件を満たすことが必要となります.

認知症の精神症状には「周辺症状」と「中核症状」があります．認知症というと，物忘れやつじつまが合わない話をするなどのイメージですが，症状は単に「物忘れ」だけでなく実にさまざまなものがあり，これらは一般的に「周辺症状」と呼ばれています．周辺症状は中核症状から派生して発現するさまざまな症状と位置づけられています.

「中核症状」は認知症であれば必ず認められる症状で，記憶や判断力，問題解決能力，失語・失行・失認などの高次皮質機能障害，段取りをつけられない，予定を立てられないなどの実行機能障害などが含まれます（**図5-8**）.

認知症が軽度の場合は，ちょっとしたことで困る程度で，側に見守りや助言をしてくれる人がいれば問題なく生活ができます．進行すると，基本的な日常生活に支障をきたすようになります．一般的には中核症状を改善することは困難といわれています.

これに対し，周辺症状は必ずみられるとはかぎらず，生活環境や人的環境を整えることによってコントロールできるものです．たとえば，住み慣れた家で生活していればさほど問題がなかった人が，一人暮らしは心配だからと息子の家に転居したとたん問

第5章

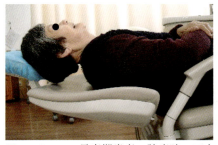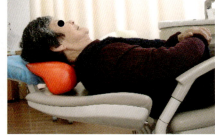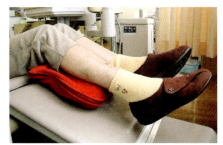

図5-10a〜c　長寿期患者の診療時の工夫.　　　　　　　　　　　　　　　　　　　　　　　　　　a｜b｜c

題行動が増えたということもあるでしょうし，認知症ケアを専門とする施設に入居したら人的環境が整うことで落ち着いて生活できるようになったということもあります．

　つまり診療を少しでもスムーズに行おうとするならば，周辺症状の背景を把握し，認知症の原因疾患と重症度を含めた身体的要因，心理的要因，対人的環境などのアセスメントがまず必要になります．

　義歯を外してくれない，治療に抵抗して口をあけない場合に「ひろくん（息子の名前）から頼まれたんですよ」と言うと，「そうかな」と素直に応じてくれることもあります．息子さんの言うことには素直に応じるという情報を得ていれば，このような対応も可能となります．介護のスタッフや家族が歯磨きをしようとしても拒否して口をあけない場合でも，歯科の診療室でチェアーに座ればできる場合もあるのです．何もかも，わからなくなるのかといえばそうではありませんし，逆にわかっているようで難しいことは理解できていないこともあります（図5-9）．

　高齢者全般において，治療方針の説明は本人だけではなく家族にも行うことが望ましいでしょう．しっかりしているようで，短期記憶はほとんどないというケースもあります．家族が知らないうちに自費の義歯を入れて，数十万円の請求書を受け取った家族が驚いたという例もあります．金銭的なトラブルを回避するためにキーパーソンにも了解を得ておくべきです．ただし，何もかもわからなくなっているわけではないので，本人のプライドを傷つけないような配慮も必要です．

　問題行動が多くなると，介護に疲れた介護者は「どうにかならないか」と主治医に相談をします．適切な評価をしないまま，治療の一環として向精神薬を処方することも少なからずあるようです．

　2012年，厚生労働省の研究班が，全国の「かかりつけ医」と「専門医」，合わせて1,200人余りを対象に調査したところ，9割の医師が「自分の患者に向精神薬を服用している認知症の高齢者がいる」と回答しました．また「徘徊」や「過食」といった，向精神薬の効果がはっきりしない症状に対しても，薬が出されていたことも判明しました．

　一度処方された薬は，その後，適正な評価がないまま漫然と継続され，多量の薬を服用している患者もいます．このような薬剤のなかには嚥下障害を引き起こすものもあり，認知症高齢者の治療にあたっては，服用中の薬剤の副作用について把握しておいたほうが良いでしょう．

5．長寿期患者の歯科医療

a．口腔内，心身における問題点

　平成23年の歯科疾患実態調査によると，8020を達成している者の割合は38.3%であり，80歳で平均13.9本の歯を有していると報告されています．しかし，単に多くの歯が残っていればそれで良いのでしょうか．自立した生活を送っているうちは，残存歯が多いほうがしっかり噛むことができて食事もおいしく食べられ，豊かな毎日を送ることができるという点でメリットが大きいと言えます．

　ところが，さまざまな原因で要介護状態になった場合は，必ずしもそうではありません．15年ほど前になりますが，ある施設の看護師が「歯科は歯を残せ，

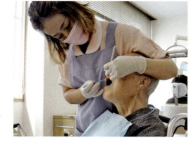
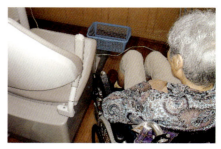

図5-11 治療中に患者の頭を支えると誤嚥しにくくなる．
図5-12 車いすを診療チェアーに対して20〜30°の角度で接近させる．

残せといって運動しているが，最後まで面倒をみてくれない．総義歯だったらきれいにしてあげられるが，たくさんの歯が残っていて噛みつかれたら凶器でしかない．私は自分が人の世話になるようになったら，全部歯を抜いて施設に入る」と訴えたことがあります．ほとんどすべての歯が残っている入所者の口腔ケアで苦労をされたのだろうと思います．

80歳以上の高齢者の死亡原因は圧倒的に肺炎，しかも誤嚥性肺炎であるといわれています．誤嚥性肺炎のリスク因子は，低栄養状態であること，免疫力の低下そして口腔内細菌であることが知られています．

高齢になると喉頭の位置が下がり，挙上する筋の機能が低下し誤嚥しやすくなります．若い頃のように素早く動かないために水分を誤嚥しやすくなりますし，移動距離も小さくなり，いわゆる喉を越さない状態が起きやすくなります．毎年，お餅を喉に詰まらせたという不幸なニュースが報道されますが，嚥下機能が低下していることを自覚しないまま，咽頭を塞ぎやすい食物を摂取してしまったことが原因です．

b．口腔の健康づくりのポイント

この長寿期になると歯が決して完璧である必要はないと思います．「食べる」「しゃべる」という口の大切な能力を発揮するのに十分な状態，「使い物になる口」であれば良いのです．90歳ほどの女性にいわれたことがあります．「私はもうどれほど生きられるかわからないのに，歯ばかりきれいにしてどうするのだ」と．う蝕がある，不良補綴物があると，治療をし続ける筆者らに，もっと広い視野をもてと教えてくれました．

当たり前のことですが，治療を行うメリットとデメリットを考え，治療方針を立てなければなりません．高齢になると，う蝕治療はかなり苦痛なのではないでしょうか．開口保持もしづらくなったり，水をためておくことが難しかったり，また何度も通院することが苦痛であったりすることもあるでしょう．

口の問題ばかりではなく，円背や腰痛でチェアーを完全に倒せない場合もあります．ナーセントパッドやクッション，ウレタン枕などを上手に使用して，患者がリラックスでき，なおかつ診療しやすい姿勢に調整することも必要です．バスタオルや座布団などで代用することもできます（図5-10）．

円背があると，正面を向こうと顔を上げると頸部後屈になるので，治療中やうがいの際に唾液や水を誤嚥しやすくなります．スタッフが頭を支えるなどの配慮が必要です（図5-11）．

その治療を行うかどうかを決めるポイントは，全身の健康にどれほど役立つか，QOLの向上にいかに寄与するかということです．

歩行が困難な患者が車いすで来院することも珍しくありません．車いすにはいろいろな種類がありますが，一般的なものの扱い方を知っておくと便利です．

診療時には，車いすから診療チェアーへの移乗を介助しなければならないこともあります．その際には，健側はどちらか，立ち上がりや立位の保持はできるのかなどを本人か付き添いの介護者に確認し，もっている能力を生かして行えば，小柄な女性1人の力でも多くの場合対応ができます．力任せに行おうとすると，腰に負担がかかり腰痛の原因となるばかりでなく，患者に怪我をさせてしまうことにもなりかねないので注意しましょう．以下，患者の歩行能力の程度による介助の例を挙げておきます．

第5章

車いすから診療チェアーへ

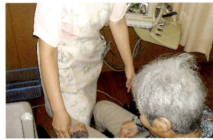
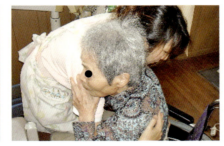
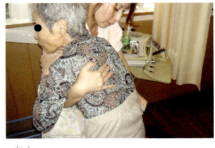
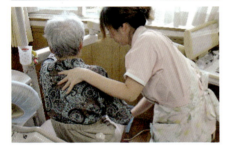
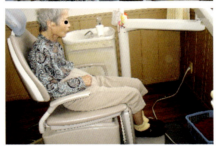
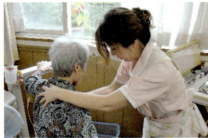

図 5-13a～g　車いすから診療チェアーに患者を移動させる方法.

診療チェアーから車いすへ

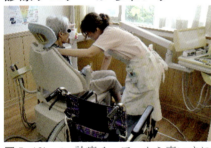
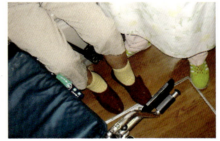
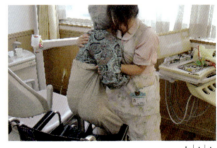

図 5-13h～j　診療チェアーから車いすに患者を移動させる方法.

自力でできる場合

①車いすを診療チェアーに対し20～30°の角度で近接させ，ブレーキをかけます．基本的には，移動しようとする方向が健側になるようにすることが望ましいですが，スペースの問題で困難な場合，転倒リスクが高くなることを意識しておくべきです（図5-12）．

②自力で移乗できる場合は，バランスを崩しそうになったらすぐに支えられる距離で見守るようにします．介助が必要な場合は，立ち上がりの動作や立位保持がどの程度できるかによって方法が異なります．

自力で立ち上がりが困難であるが，立位保持は可能という場合（図5-13）

①患者の前方から膝の間に脚を入れます．

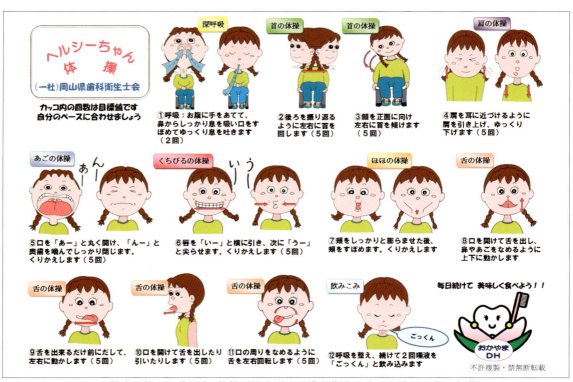

図5-14 口の周りの筋肉を鍛える体操（一般社団法人岡山県歯科衛生士会より許可を得て転載）.

②患者の両脇から自分の腕を背中に回し，しっかり抱えます．協力してもらえる患者なら自分の肩に手を回してもらいましょう．
③患者を十分に前かがみにさせ自分の体重を後ろに移動させることで立ち上がらせます．
④自分の脚を軸に患者の左方向に回転させお尻を診療チェアーの座面に降ろします．
⑤体の向きを変え正面を向かせます．

立位保持が不可能な場合

1人での移乗は難しいと思われます．前方からの介助と同時に，後方から立ち上がったときの体重を支える介助者が必要です．

無理をして不適切な方法で移乗を行うと，表皮剥離，脱臼，骨折など患者を負傷させてしまうこともあるので注意が必要です．

c. どのような口腔ケアが必要か

高齢者の楽しみは，「おいしいものを食べること」です．この場合の「おいしいもの」とは「おいしく」を意味しているといえるのではないでしょうか．脳卒中の後遺症で摂食・嚥下障害になったというような特別な場合ばかりでなく，加齢による筋力低下でも「おいしく」食べるための口腔周囲筋や舌の機能は低下します．これを少しでも落とさないように予防し，口の重要な能力すなわち「食べる」「しゃべる」がいつまでもできるようにすることが大切です．

そのためには，日ごろの生活のなかに口の周りの筋肉を鍛える体操を取り入れるよう指導すると良いでしょう．これは，当然のことながら義歯を使いこなすためにも役に立ちます（図5-14）．

高齢者の死亡原因の多くは肺炎であることはすでに述べました．そのリスクを下げるために口腔ケアが有効であることも知られています．ただ適切な方法で行われていなければ，効果は期待できないばかりか，かえって誤嚥性肺炎のリスクを高くしてしまうことにもなりかねません．

頸部が後屈して気道が開いた状態になっていれば誤嚥しやすくなります．口腔ケアの前に，まず適正な姿勢に調整しましょう．ただ，関節が硬縮してい

第5章

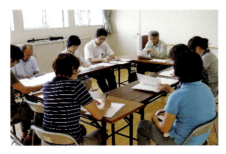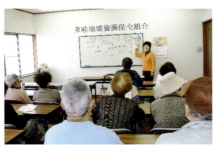

図5-15a, b　a：担当者会議．b：地域での介護予防教室．

症例4

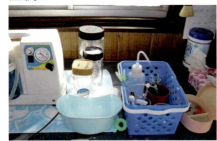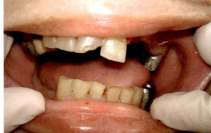

図5-16a, b　訪問診療時に持参した器材と口腔ケア後の口腔内．

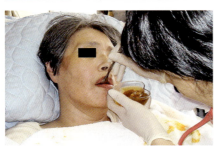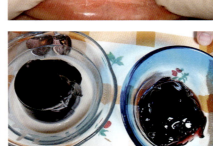

図5-16c　唾液を嚥下できるようになったので，お茶ゼリーで嚥下訓練を行った．
図5-16d　その後，食べられるようになったコーヒーゼリーとグレープゼリー．

る，筋が萎縮しているなどの場合，術者だけの判断で姿勢の調整を行って良いのか，またどのように対応すれば良いのかを関係者に確認しておくべきです．

　不用意に無理な力をかけてしまうと，脱臼や骨折をさせてしまうこともあり，かえって緊張が強くなり嚥下にとって不利な姿勢になってしまいます．口腔ケアや嚥下訓練を行う際には，全身の緊張にも目を向け，必要に応じて理学療法士と連携するのも良い方法です．

　筆者の勤務する歯科医院の取り組みとして，多職種協働による医療活動，とくに食べることの支援や肺炎予防を目的とした口の管理を行っています．まず，要介護状態になる前の方に対しては啓発活動として地域包括支援センターから依頼された介護予防教室です（図5-15）．

　筆者らは歯科医師会を通じて依頼された市民対象の講演会も，可能なかぎり引き受けています．もしかしたら将来なってしまうかもしれない要介護状態や寝たきりの方々をみている現場から発信する情報だからこそ，真剣に聞いていただけるのかも知れません．どれだけ努力しても避けられないこともありますが，筋力低下による嚥下障害や発音障害などは口の体操などで防げる可能性もあります．

症例4：口腔ケアにより口腔環境が改善し肺炎予防が図られた

　患者は80歳の女性．誤嚥性肺炎予防のために口腔ケアの希望があり，2006年7月に訪問診療を始めました．患者は過去3回（1991年，2002年，2005年）脳梗塞を繰り返し発症し寝たきりとなりました．

　口腔内の状態は，口唇閉鎖が不完全，歯石沈着，口腔乾燥，著しい歯肉炎症によりブラッシングを行

症例5

2007年7月9日：歯科初診（口腔内診査・デンタル撮影）
同　年7月10日：下顎のインプラント摘出
同　年7月11日：洗浄
同　年7月13日：摂食・機能訓練を開始
同　年7月19日：上顎のインプラント除去，上顎義歯調整
同　年7月20日：患者宅にてサービス担当者会議
同　年7月24日：上顎義歯リベース
同　年7月31日：以降，現在まで機能訓練を継続中
同　年8月13日：下顎義歯作製開始
同　年9月18日：下顎義歯完成

①痛みを改善してほしい（患者本人）

②可能ならインプラントを除去してほしい（夫）

③口腔ケアをしようと思っても触らせてくれないので，十分なケアができるようにしてほしい（ヘルパー）

④口からまったく食べられないので，少しでも食べられるようにしてほしい（主治医，ケア・マネージャー）

⑤口臭がひどいので改善してほしい（多種職全員）

図5-17a, b　a：初診からインプラント除去，義歯完成までの経過．萎縮した口輪筋のストレッチや口唇閉鎖の訓練をはじめとする関節訓練も同時に行った．b：初診時における歯科に対する患者本人，家族，主治医，ケア・マネージャーからの要望．関係者は全員この口を何とかしなければと思っていたにもかかわらず，患者本人が積極的に治療を望んでいなかったこと（我慢していた），介護者である夫が某病院の歯科でも「ダメ」といわれたので，あきらめていたことなどが原因で，積極的な行動を起こさずに現状にいたった．　a|b

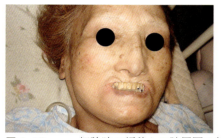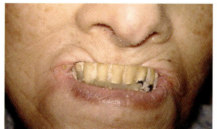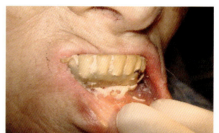

図5-17c～e　初診時の顔貌と口腔周囲の状態．　c|d|e

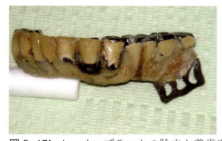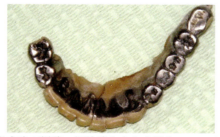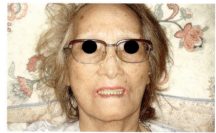

図5-17f～h　インプラントの除去と義歯完成時の顔貌．初診時と大きく異なっている．　f|g|h

うとかなり出血がありました．舌の運動機能低下，咽頭にはつねに痰が貯留し，頻回に吸引が必要でした（図5-16a, b）．

そこで肺炎予防，歯周病の改善，口腔機能の向上を治療目的として口腔ケアを行いました．口腔内細菌の減少，口腔乾燥の改善および喀痰する力を向上させたところ発熱の回数が減り，肺炎予防が図られました．唾液をしっかり嚥下できるようになったことで，「もしかしたら食べられるかも」と思い始め，多職種の関係者で協力しながら嚥下訓練が行われました（図5-16c, d）．その結果，お茶ゼリーやプリン程度の食物を食べられるようになり，日々の生活のなかでの楽しみが増えました．

症例5：予後不良のインプラントを訪問診療で除去

患者は83歳の女性．既往歴は胃の全摘があります．若い頃にインプラント治療を受けましたが，調子が

第5章

症例6

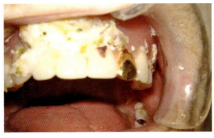
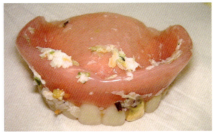

図5-18a, b　筋力低下し義歯頬側に食物残渣が多くみられた．

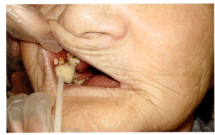
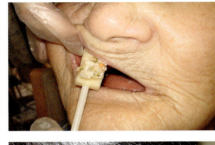
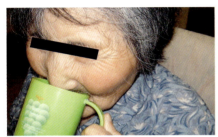
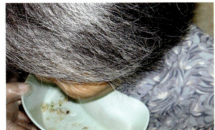

図5-18c〜f　口腔内にも食物残渣が多量にあるため義歯のみの洗浄だけでは不十分で，c, d：スポンジブラシによる清掃や，e, f：患者自身による「うがい」よる清掃訓練も必要である．

悪く施術した歯科医院を受診しました．しかし，根本的な解決はないとの説明を受け，インプラントを除去してほしかったのですが，治療できないものと思い込み，歯科受診しないまま10年以上我慢していました．

口腔ケアのときに痛がって拒否し，腐敗臭，摂食障害があることから訪問診療をすることになりました．図5-17に初診から義歯完成までの経緯を示します．

症例6：デイ・ケアの口腔機能向上プログラムにより義歯が使用できるようになった

患者は92歳の女性．義歯不適合と疼痛を訴えていました．口腔内の状態は口輪筋の萎縮により義歯の着脱の際，たびたび口角が切れこれが疼痛の原因でした．また筋力低下し義歯頬側に食物残渣が多くみられました（図5-18a, b）．

そこで，義歯の洗浄，口腔内の清掃に加えて（図5-18c, d），患者自身による「うがい」（図5-18e, f）も取り入れて，口腔衛生管理の改善に努めました．

さらに，義歯の厚みを薄く，入れやすい形状にし，毎日通っているデイ・ケアのスタッフに指導し，口腔周囲のマッサージ・ストレッチを継続的に行ってもらったところ，最初は痛みを訴えていましたが，徐々に改善し義歯の着脱も容易になりました．

症例7：口輪筋が委縮してしまった

また症例7は，口から食べることができなくなり，義歯を長期間わたり使用しなかったために，口輪筋が委縮してしまった患者です（図5-19）．口腔の諸機能を維持するために何らかの対応が必要となる症例です．

老年期・長寿期

症例 7

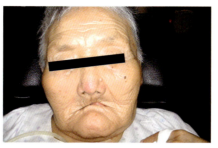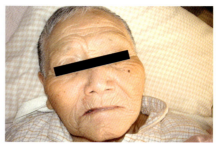

図5-19a, b　a：口輪筋が萎縮してしまった症例．b：口から食べられなくても，しゃべる，表情をつくるなどの機能を維持するためのリハビリの装具として義歯は可能なら入れる．

6．超高齢化社会における歯科医療のあり方

　高齢者が安心して暮らせる地域であるためには，地域包括ケアが大切であり歯科もその一端を担うことが期待されています．単なる歯科医療を提供するだけにとどまらず，ほかの職種やサービス提供者，地域のコミュニティーと連携して，生活を見守り支えることが必要とされているのではないでしょうか．

　ほかの職種から歯科に対して期待されることは，食べられる口をつくってほしいということです．形態的な修復は当然必要ですが，それだけにとどまらず機能回復，能力を発揮できる口にしてほしいと思われています．なぜ調整を繰り返しても痛みが取れないのか，外れるばかりなのかと思っているのです．歯科医師はこの疑問に答えなければなりません．しかし，整形外科医と理学療法士がどれだけ頑張っても歩けない人がいるように，歯科医師がどれだけ調整しても使えない義歯があるのです．癌で治療の甲斐なく亡くなってしまう人がいるように，医療には限界があることをわれわれは認めなければならないのです．

　介入すれば必ず機能改善するわけではありません．いつ人生が終わるのかは誰にもわかりませんが，リハビリテーションを望まず，死への準備が始まっている人に対しては無理な介入をせずに見守りながらニーズに応えるという，寄り添う医療，看取りの医療が必要です．

　年齢別の医療費の額が，医科は徐々に増加しているにもかかわらず歯科は超高齢者になると減少するのをみても，歯科はこの分野にあまり携わってきませんでした．超高齢化社会において，歯科医療のあり方が見直されるべきときがきているのでしょう．

参考文献

1．総務省統計局．人口推計—平成28年9月報—．2016．
2．厚生労働省．平成27年人口動態統計月報年計（概数）の概況．2016．
3．厚生労働省．厚生労働省老健局総務課．平成27年度．公的介護保険制度の現状と今後の役割．
4．寺本信嗣．誤嚥性肺炎：オーバービュー．日胸．2009；68：795-808．
5．Langmore SE, Terpenning MS, Schork A, Chen Y, Murray JT, Lopatin D, Loesche WJ. Predictors of Aspiration Pneumonia: How important is dysphagia? Dysphagia 1998；13（2）：69-81．
6．骨粗鬆症の予防と治療ガイドライン作成委員会（編集）．骨粗鬆症の予防と治療ガイドライン2011年版．東京：ライフサイエンス出版；2011．
7．米田俊之，萩野　浩，杉本利嗣，太田博明，髙橋俊二，宗圓　聰，田口　明，豊澤　悟，永田俊彦，浦出雅裕．ビスフォスフォネート関連顎骨壊死に対するポジションペーパー（改訂追補2012年版）．ビスフォスフォネート関連顎骨壊死検討委員会．2012．
8．平野浩彦．明日を拓く高齢者医療 5．認知症．日本歯科医師会雑誌．2009；62（2）：5．

参考図書

菊谷武，坂口英夫（編著）．地域歯科医院による有病者の病態別・口腔管理の実態．全身疾患に対応した口腔機能の維持・管理法と歯科治療．東京：ヒョーロン・パブリッシャーズ．2011．

金子芳洋，加藤武雄，米山武義（編）．歯界展望別冊．食べる機能を回復する口腔ケア．東京：医歯薬出版．2003．

伊藤利之，鎌倉矩子（編集）．ADLとその周辺．評価・指導・介護の実際．第2版．東京：医学書院．2008．

コラム5　訪問診療で思うこと

　在宅療養中の患者が急変した場合，どのように連絡をするか判断に迷います．救急車を呼ぶのか，主治医に連絡するのか訪問看護師に連絡するのかなどさまざまなパターンが考えられるので，本人や家族の意思を尊重してあらかじめ決めておくべきです．

　救急車を呼べば救命処置がなされ，延命拒否の希望が明確でなければ，さまざまな医療を受けることになります．苦痛がないようにしながら静かに終わりたいと望んでいる場合もあるかもしれません．

　筆者らも，訪問診療中に激しく嘔吐し，明らかに呼吸状態が悪化して，このままではいけないと感じた状況に直面したことがあります．また，訪問してみたら，「朝からずっと眠っていて，名前を呼んでも起きてくれない」と，家族がどうしたら良いのかわからないまま患者の様子をみていただけだったというケースもあります．どちらも，歯科が訪問したことで異常を発見できたわけです．

　このケースにかかわった歯科衛生士は「若い人が倒れていて，大きな声で呼びかけても返事がなかったらすぐに救急車を呼ぶと思います．寝たきりの方だと呼ばないというのは何だか違うような……」と言っていました．すっきりしない，腑に落ちないといった口調でした．数か月後，担当のケア・マネジャーから，この患者が亡くなられたとの連絡がありました．ご家族は死を受け入れられている，納得しているとのことでした．これが看取りの医療の落としどころなのでしょう．

（医療法人青木内科小児科医院あいの里クリニック・歯科：山本道代）

コラム6　毎日の生活を楽しんでいる女性たち

　筆者は，地域の健康教室や介護予防教室で話をさせていただく機会も年に数回あります．参加者のほとんどは女性で，口の体操をしたり声を出したりすることは健康のために良いと知ると照れ笑いしながらも一緒にしてくれます．

　普段からおしゃべりも楽しんでおり，年をとるにつれて機能低下するどころか口が達者になっていく方もたくさんいらっしゃるのではないかと思うくらいです．

　本当に楽しそうにおしゃべりをして大きな声で心から笑っておられる姿に，こちらが元気をいただいています．

　世の男性の方々も，女性たちのおしゃべりをうるさがらず，「日々リハビリをしているんだなぁ」と考えていただき大目にみてください．何ならご一緒にいかがでしょうか．

（医療法人青木内科小児科医院あいの里クリニック・歯科：山本道代）

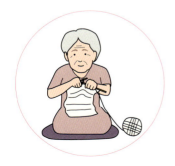

女性患者さんを診る
―少女期～妊娠期～高齢期までの歯科医療のかんどころ―

索 引

索引
(五十音・英字・その他の順で掲載)

あ
悪性腫瘍 ……………………………… 109
悪性新生物 …………………………… 108
アディポサイトカイン …………… 80, 94
アンドロゲン …………………………… 9

い
育児不安 ……………………………… 88
インスリン …………………………… 94
インスリン抵抗性
 …………… 79, 80, 81, 83, 94, 97, 98

う
う蝕 ……………………………… 54, 55

え
永久歯列 ……………………………… 24, 31
エストロゲン(E:estrogen)
 ……………… 8, 9, 10, 22, 23, 50, 83
エプーリス …………………………… 54
嚥下訓練 ……………………………… 118
円背 …………………………………… 121

お
黄体形成ホルモン(LH) ……………… 8
オキシトシン ………………………… 83

か
開咬 …………………………………… 31
顎間空隙 ……………………………… 14
顎関節症 …………………………… 36, 37
顎機能障害 …………………………… 36
学童期 ………………………………… 14
過食症 ………………………………… 43
仮面うつ病 …………………………… 93
空の巣症候群 ………………………… 92
緩和医療 ……………………………… 110

き
喫煙 ……………………………… 40, 42, 97
機能的装置 …………………………… 27
吸啜窩 ………………………………… 14
境界性パーソナリティ障害 ……… 43, 44
仰臥位低血圧症候群 ……………… 59, 62
狭心症 ………………………………… 97
矯正歯科治療 ………………………… 25
虚血性心疾患 ………………………… 97

INDEX

拒食症 …………………………………… 43
禁煙 ……………………………………… 42

け

外科矯正治療 …………………… 29, 31
血液型不適合妊娠 ……………………… 48
結核 …………………………… 117, 118
月経 ……………………………………… 24
月経周期 ………………………………… 22
原因不明疼痛 …………………………… 57

こ

抗癌剤 …………………………………… 109
口腔乾燥 ………………………………… 119
口腔ケア ………………………… 113, 114
高血圧 …………………………… 96, 97
高血圧症候群 …………………………… 65
高脂血症 ………………………………… 97
口臭 ……………………………………… 57
口内炎 …………………………………… 56
更年期障害 ……………………… 93, 94
抗リン脂質抗体症候群 ……… 65, 66, 69
誤嚥性肺炎 ……………………………… 113
骨格性下顎前突 ………………………… 28
骨粗鬆症 ………………………… 94, 114
固定式拡大装置 ………………………… 35
混合歯列 ………………………………… 24

さ

産後うつ病 ……………………………… 87
産褥期 …………………………… 48, 83, 86
産褥期精神病 …………………………… 88
酸蝕症 …………………………… 55, 61

し

歯科疾患実態調査 …………… 24, 44, 120
子宮 ……………………………………… 10
子宮内胎児発達遅延 …………………… 49
自己同一性(self-identity) …………… 42
脂質代謝異常 …………………………… 94
歯周炎 …………………………… 53, 98
歯周病 …………………………… 81, 98
思春期 …………………………… 22, 25, 26
思春期性歯肉炎 ……………… 10, 23, 24
主人在宅ストレス症候群 ……………… 93
上顎洞炎 ………………………… 57, 76, 77
上顎洞炎関連の歯痛 …………………… 57
少女期 …………………………… 14, 17
初経 ……………………………………… 22
心筋梗塞 ………………………… 96, 97
心疾患 …………………………………… 108
侵襲性歯周炎 ……… 24, 25, 53, 63, 69, 70
新生児期 ………………………………… 14
身体表現性障害 ………………………… 43

索 引

す
水血症 …… 49

せ
性周期 …… 22
成熟期 …… 48
性腺刺激ホルモン …… 94
性腺刺激ホルモン放出ホルモン（GnRH）…… 8
青年期成長スパート …… 26
性ホルモン …… 9
摂食・嚥下障害 …… 123
摂食機能 …… 15
摂食障害 …… 43
切迫早産 …… 58
切迫流産 …… 48

そ
早産 …… 49, 63, 65
痩身願望 …… 43
叢生 …… 33, 34, 35
側方拡大 …… 31

た
第一期治療 …… 29, 31
対人恐怖症 …… 42
台所症候群 …… 92
第二期治療 …… 29, 30, 31
第二次性徴 …… 22
第二発育急速期 …… 25
胎盤ホルモン …… 50

ち
知覚過敏症 …… 55
智歯周囲炎 …… 54
地図状舌 …… 56
中年期 …… 92
長寿期 …… 108, 109

つ
つわり …… 48, 59, 60, 61

て
低体重児出産 …… 63, 65

と
糖尿病 …… 81, 94, 97, 98
糖尿病神経障害 …… 98
糖尿病腎症 …… 98
糖尿病性合併症 …… 98
糖尿病網膜症 …… 98
動脈硬化 …… 96, 97
特発性下顎頭吸収 …… 39

な
内蔵脂肪 …… 96, 97

INDEX

に
- 乳児期……………………………………… 14
- 乳歯列……………………………………… 31
- 妊娠悪阻…………………………………… 59
- 妊娠高血圧症候群………… 48, 53, 58, 78, 79
- 妊娠性エプーリス………… 10, 53, 54, 72, 74
- 妊娠性歯肉炎…………………………… 10, 53
- 妊娠糖尿病………… 48, 49, 53, 58, 65, 79
- 認知症………………………………… 118, 119

の
- 脳血管疾患………………………… 108, 111, 112
- 脳梗塞……………………………………… 96

は
- 肺炎………………………………………… 108
- バイオネーター………………… 27, 33, 35
- 発音障害…………………………………… 124
- 反対咬合………………………… 29, 30, 31

ひ
- ビスフォスフォネート関連顎骨壊死(BRONJ)
  …………………………………… 114, 116
- ビスフォスフォネート関連顎骨壊死検討委員会
  …………………………………………… 115
- ヒト絨毛性ゴナドトロピン(hCG)………… 50
- ヒト胎盤性ラクトゲン(hPL)……………… 50
- 肥満………………………………………… 97

ふ
- 貧血…………………………………… 49, 58

ふ
- 不整脈……………………………………… 97
- プロゲステロン(P:progesterone)
  …………………………… 8, 9, 11, 23, 50, 83

へ
- ペースメーカー…………………………… 97
- 閉経…………………………………… 92, 114

ほ
- 放射線治療………………………………… 109
- ホルモン補充療法(HRT)………………… 94

ま
- マタニティーブルーズ(maternity blues)
  …………………………………… 48, 84, 87
- マルチブラケット装置………… 27, 34, 36, 38

み
- ミニインプラント………………………… 38

め
- メタボリックシンドローム………… 94, 95, 97

も
- 燃え尽き症候群…………………………… 93

索 引

ゆ
有病者 ………………………………… 109

よ
要介護(要支援)認定者 ………………… 109
幼児期 ………………………… 14, 16, 17

ら
卵巣周期 ………………………………… 22
卵胞刺激ホルモン(FSH) ……………… 8
卵胞ホルモン …………………………… 22

り
リハビリテーション …………………… 112

ろ
老年期 …………………………………… 108

英字

B
BP剤 ……………………………………… 114

H
HbA1c値 …………………………… 81, 99

K
Kupperman更年期指数 ………………… 95

M
MFT(筋機能訓練) ………………… 22, 38

T
Tell Show Do テクニック ………… 16, 17
Th1/Th2バランス ……………………… 75

その他
3Pコントロール …………………… 16, 17

監著者略歴

滝川雅之(たきがわ　まさゆき)

1988年	岡山大学歯学部卒業
1992年	岡山大学大学院歯学研究科修了
1992年	岡山大学歯学部附属病院第二保存科助手
1994年	米国イーストマン・デンタルセンター客員研究員
1995年	米国ボストン大学歯学部客員研究員
1996年	岡山大学歯学部歯科保存学第二講座助手
1998年	医療法人緑風会ハロー歯科勤務

現在に至る

所属学会・資格など
岡山大学歯学部臨床講師(歯周科), 日本歯周病学会(専門医・指導医), 日本禁煙科学会(認定禁煙支援士), 岡山歯学会理事, 岡山大学歯学部同窓会学術理事, 日本小児歯科学会, 日本口腔インプラント学会

●●●●●●●●●●●●●●●●●●●●●●●●●●●●●●●

著者略歴

松村誠士(まつむら　せいし)

1975年3月	大阪大学歯学部卒業
1976年6月	大阪大学歯学部附属病院医員(小児歯科)
1984年4月	岡山大学歯学部助教授(小児歯科)
2001年4月	岡山大学大学院医歯学総合研究科准教授
2012年4月	医療法人緑風会ハロー歯科勤務
2015年4月	医療法人緑風会ハロー歯科非常勤歯科医師

現在に至る

所属学会・資格など
岡山大学歯学部臨床教授(小児歯科), 日本小児歯科学会(専門医・指導医), 日本外傷歯学会(認定医)

山本道代(やまもと　みちよ)

1992年	岡山大学歯学部卒業
1992年	岡山大学歯学部歯科補綴学第一講座(現インプラント再生補綴学分野)
1997年	医療法人緑風会ハロー歯科勤務
1998年	医療法人青木内科小児科医院あいの里クリニック・歯科勤務(現在も院長)
2008年	岡山大学大学院医歯薬学総合研究科入学
2015年	岡山大学大学院医歯薬学総合研究科修了

現在に至る

所属学会・資格など
日本補綴歯科学会, 日本老年歯科医学会, 日本摂食嚥下リハビリテーション学会, 日本口腔リハビリテーション学会, 岡山歯学会, 日本プライマリケア連合学会, 岡山大学歯学部在宅・訪問歯科診療教育担当臨床講師, 都窪歯科医師会公衆衛生部理事, 岡山市内歯科医師会連合会公衆衛生部理事, 岡山県歯科医師会公衆衛生部副委員長

河野亜矢(こうの　あや)

1996年	岡山大学歯学部卒業
1996年	川崎医科大学歯科矯正学講座専攻
1997年	岡山大学歯学部歯科矯正学講座専攻
2002年	医療法人社団晋和会市川矯正歯科医院勤務
2005年	日本矯正歯科学会認定医取得
2007年	医療法人緑風会ハロー歯科非常勤歯科医師(2015年まで)
2016年	飯田歯科医院非常勤歯科医師(2000年より)
	医療法人社団晋和会市川矯正歯科医院非常勤歯科医師(2006年より)
	医療法人水野歯科医院非常勤歯科医師(2006年より)

現在に至る

所属学会・資格など
日本矯正歯科学会(認定医), 中・四国矯正歯科学会, 日本抗加齢医学会

大森一弘(おおもり　かずひろ)

2001年	岡山大学歯学部卒業
2001年	岡山大学大学院医歯学総合研究科入学
2004年	米国ボストン大学歯学部歯周病学・口腔生物学講座博士研究員
2005年	岡山大学大学院医歯学総合研究科修了
2008年	国立療養所大島青松園　厚生労働技官(歯科医師)
2009年	岡山大学大学院医歯薬学総合研究科・歯周病態学分野助教
	医療法人緑風会ハロー歯科非常勤歯科医師
2014年	岡山大学病院・歯周科講師

現在に至る

所属学会・資格など
日本歯周病学会(専門医), 日本歯科保存学会(認定医), 岡山歯学会, 日本歯科薬物療法学会(Infection Control Doctor), International Association for Dental Research, Japanese Association for Dental Research

女性患者さんを診る
―少女期〜妊娠期〜高齢期までの歯科医療のかんどころ―

2016年12月10日　第1版第1刷発行

監 著 者　滝川雅之
　　　　　たきがわまさゆき

著　　者　松村誠士／山本道代／河野亜矢／大森一弘
　　　　　まつむらせいし　やまもとみちよ　こうのあや　おおもりかずひろ

発 行 人　北峯康充

発 行 所　クインテッセンス出版株式会社
　　　　　東京都文京区本郷3丁目2番6号　〒113-0033
　　　　　クイントハウスビル　電話(03)5842-2270(代表)
　　　　　　　　　　　　　　　(03)5842-2272(営業部)
　　　　　　　　　　　　　　　(03)5842-2279(編集部)
　　　　　web page address　http://www.quint-j.co.jp/

印刷・製本　サン美術印刷株式会社

ⓒ2016　クインテッセンス出版株式会社　　　　　　禁無断転載・複写
Printed in Japan　　　　　　　　　　　　落丁本・乱丁本はお取り替えします
ISBN978-4-7812-0532-8　C3047　　　　　　定価はカバーに表示してあります